陈婕　著

自闭症专家妈妈的育儿经

蜗牛牵我去散步

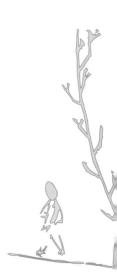

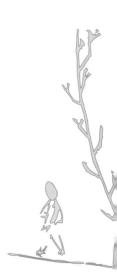
U0395003

上海社会科学院出版社

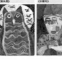

自闭症少年公益画展摆脱"悲情"，为设计师提供创作灵感和元素

"星星宝贝"成时尚圈"小梵高"

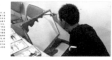

新闻晚报专访

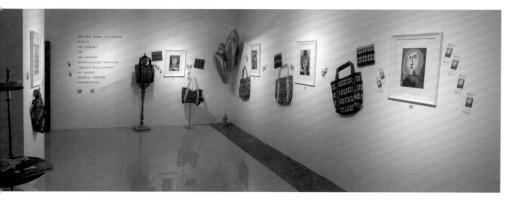

齐齐的产品展示会

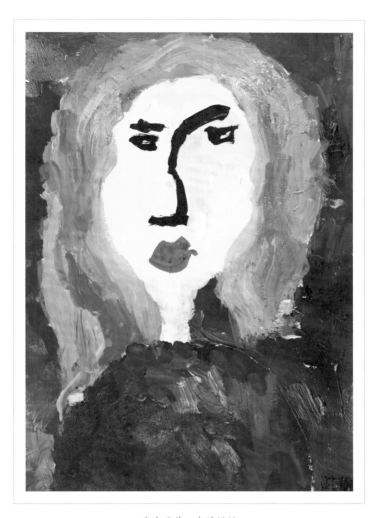

齐齐画作：我的妈妈

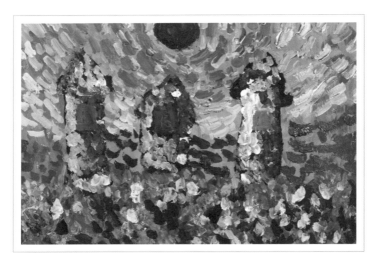

齐齐画作：阳光大地

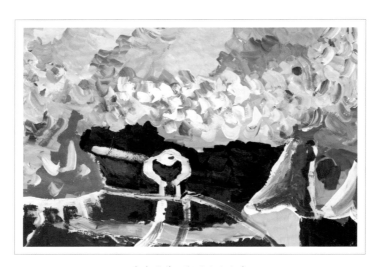

齐齐画作：阿里山小火车

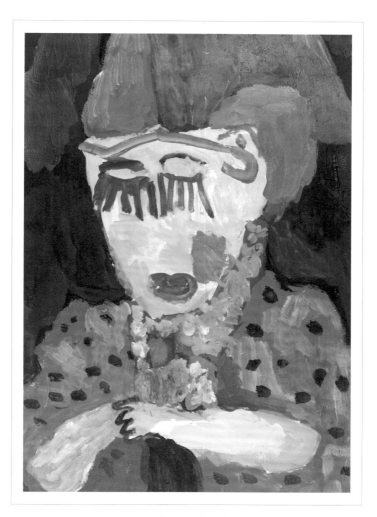

齐齐画作：长睫毛

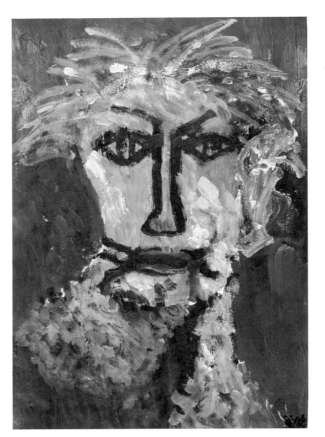
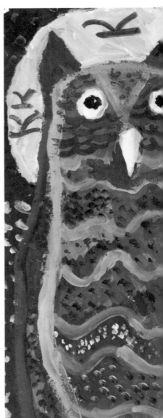

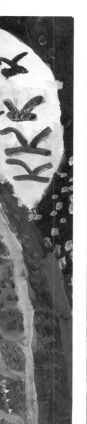

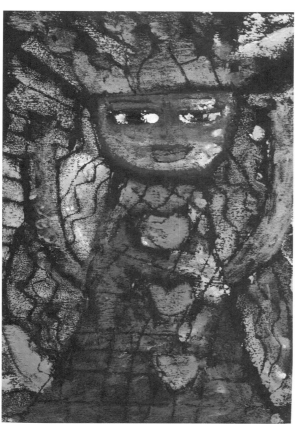

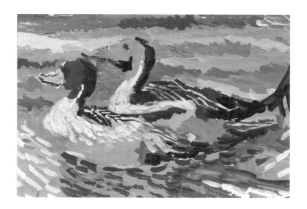

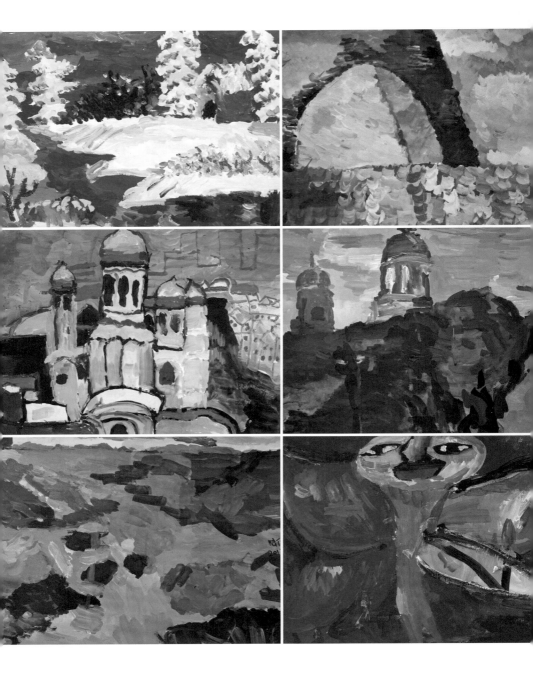

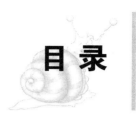

目 录

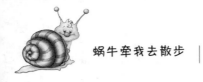

再版序

"请吃木鱼饺！"一个肤色黝黑、架着小眼镜、一脸青春痘的半大小伙子给我端上了一盘热气腾腾的木鱼样子的水饺。一口咬下去，面皮劲道，口感 Q 弹，绝对比那些店里机器压出来的皮要好吃许多。赶紧拍个照，上传微信朋友圈。一会儿就有了几十个"赞"和一堆的评论，一个朋友感叹道"你终于开始享福了"。

经历了状况不断、情窦初开的初中学习生活，齐齐已经在甘霖初职校上课一个月了，这天正是中秋节！欣慰的同时，心中不免仍有一丝担忧：孩子的出路究竟在哪里呢？这是未来能让他自立的技能吗？

我曾经和《拯救威利》一书的原型威利爸爸彭灼西先生就孩子未来的出路问题进行过探讨。威利在美国，现在一家超市工作。彭先生给的建议仍然是要移民，因为似乎国外的福利保障更全面，就业的机会和包容性也比国内好。在美国，自闭症人士的就业率高达30％，而在英国也有 15% 之高。在中国，以经济发达、开放程度较高的上海为例，自闭症人士的正式就业率是多少呢？没有权威的统计数据。而以我们身边为例，有 1 个，而且只有 1 个。栋栋，23 岁的

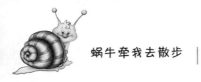

自闭症人士，目前就职于上海市图书馆。据栋栋妈妈介绍，虽然栋栋已经能基本适应工作，也在不断进步中，但是仍然需要别人的帮助。值得一提的是，在这两三年的时间里，我们已经看到，国内有人开始在成年自闭症人士支持性就业、庇护性就业以及养护上做了一些尝试和探索，但仍"路漫漫其修远兮"。毕竟时间是不等人的，而随着齐齐的年龄愈来愈大，也使我把关注的重点更多地放在大年龄孩子未来的自立之路上。也许，再过几年，我就可以把近年的境况和对未来的探索呈现在各位读者的面前。如果说《蜗牛牵我去散步》一书是给各位家长比较成熟而可行的经验，而现在的我，则更像在尝试一趟未知的旅程。

正如我在 2013 年正式发起的"星宝上学"计划，希望自闭症孩子通过进入普校学习最终能够融入社会。在整个团队的努力之下，"星宝上学"已经成为我们的品牌，在上海、北京、天津拥有 5 家中心，帮助 500 名孩子提升能力，以期有更多的孩子能够进入到普通幼儿园、学校学习。我们的倡导工作，不仅仅是希望更多的社会大众了解自闭症孩子，而且是在普通学校的教室里给他们一个座位，在餐厅、超市，当孩子出现行为问题的时候能回报一个理解的微笑，甚至于在未来，能给他们一个合适的职位。

是为序。

2015 年 10 月 2 日

推荐序一

2012 年 10 月，我在美国参加第 59 届 AACAP（美国儿童和青少年精神病学会）会议期间，收到了本书作者陈婕女士发来的邮件，邀请我为她的书《蜗牛牵我去散步——自闭症专家妈妈的育儿经》写个序言，我欣然接受该任务。

看了书稿后，我非常感动和震惊。感动的是，她作为一个自闭症儿童的母亲、家长，能够在照顾孩子、经营训练机构的同时，把自己的视角从患儿家长和训练机构经营者身上抽出来，对广大的自闭症患儿家长说出自己的亲身体会和感受，避免孩子在接受教育和训练中走弯路。震惊的是，她在帮助自己孩子走出困境的过程中的观点、做法，尤其是对其他家长的建议是那么真实、真情和专业。

自闭症或自闭症谱系障碍（ASD）自 1943 年首次被利奥·坎纳（Leo Kanner）报道以后，尤其是近 10 年来，研究结果显示患病率逐年增加已经成为不争的事实。

罹患 ASD 的孩子和他们的家庭饱受疾病带来的歧视、经济压力、干预手段、入托入学就业等之苦。家长们面对孩子的疾病，会经历茫然、困惑、否认、情绪低落、接受和面对现实、积极应对等心路

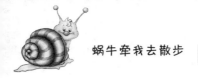

历程。早期，他们为了帮助孩子，四处求医问药，期望不同医生对孩子的疾病进行诊断后，能够否定曾经给出的自己不能接受的诊断，茫然、困惑、否认、情绪低落伴随着他们生活的日日夜夜。在经历痛苦的挣扎以后，家长们才会认识到自闭症的本质和患病孩子的真正需求，这个时候，他们才能够接受和面对现实，积极应对困难，寻找一切资源去帮助孩子。

从 2008 年开始，每年的 4 月 2 日被定为"世界自闭症日"，这对推进专业的医疗与康复机构、研究人员、家长及社会各界认识自闭症起到了积极作用。不同领域对自闭症的研究、康复和干预越来越受到重视，在全国范围内，从政府出台的政策到具体帮助孩子的机构越来越多，种种迹象凸显出对自闭症儿童的重视在不断加强，给自闭症儿童发放康复津贴、设立自闭症研究基金、增加特殊教师的培养量、医疗资源和教育资源密切结合等措施，则是具体体现。

对于自闭症儿童的家长，我想说的与陈婕女士在书中所写的非常一致。我很赞同陈婕女士给家长们写的一句话，"孩子自闭了，父母不能自闭，我们是孩子和外界沟通的桥梁"，家长更应该积极地和专业人员一起理解和帮助孩子。从理论上讲，个别化教育方案（IEP）、应用行为分析法（ABA）、结构化教学、地板时光等训练方法层出不穷，对于自闭症孩子来说确实有效，但家长对待孩子的态度和做法则是重中之重。我相信，只有家长和专业人员、专业机构密切配合才能真正帮助孩子，孩子才会有希望。

可喜的是，据我所知，上海市政府从 2012 年开始实施的针对残疾儿童（包括自闭症儿童）的医教结合康复计划，已经初步解决了他们的入学等问题。当然，面对自闭症儿童，我们、家长、政府及社会各界都有诸多困难要解决，有诸多事情要去做。

作为一位从业近 30 年的儿童精神科医生，我认为，本书不仅仅适合自闭症儿童的家长阅读，还适合与自闭症有关的专业人员例如医生、医学生、特殊教育领域的教师和学生、医学和教育管理部门的人员去阅读。阅读后，您一定会有一份别样的感受。

是为序。

上海交通大学医学院附属精神卫生中心

主任医师、教授、博士生导师

杜亚松

推荐序二

我和陈婕女士第一次接触是在 2012 年年初，我国农历新年的前几天。那时，我负责帮助舍恩菲尔德（Schoenfeld）基金会的易社计划电话面试一些社会企业的创办者，陈婕便是其中一位。

我现在还清晰地记得我们的谈话，陈婕很坦诚地介绍了自己是一位自闭症患儿的母亲，也是出于对儿子深深的爱，她义无反顾地投身到特殊需要儿童的发展教育工作中。如今，她儿子在上海一所普通学校读书，健康快乐地成长。

后来，陈婕去美国参加社会企业的系统培训，和来自不同领域的社会企业家们一同学习、交流。在这期间，我们一起交流、学习了一周，探讨如何更好地服务这一群体，帮助他们应对未来独自生活的挑战，以及如何建立非营利民办机构的可持续发展模式。陈婕甜美的微笑、她的爽朗、认真、责任感，以及成熟的职业观给我留下了深刻印象。

收到陈婕发来的书稿，我一口气读完，后来又细细品味。也许是出于职业习惯，看到这样一本由家长撰写的书，我心情总是有些沉重，因为我知道她们陪伴孩子成长需要付出比其他家长多很多倍

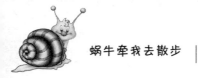
的努力，但是，这次却不同。陈婕向我们描绘出一幅充满甜美与希望的自闭儿育儿画面。她用丰富的经历与科学的探索证明养育自闭儿并没有想象中那样绝望，恰恰相反，如果您是有心人，这个过程就会充满令人激赏的希望与温暖。

《蜗牛牵我去散步——自闭症专家妈妈的育儿经》为我们讲述了这样一个激扬着光明与进步的故事——散步是一件舒心惬意的事情，而被慢吞吞的蜗牛牵引着会是怎样一番令人浮想联翩的情形。在书中，陈婕女士简明扼要地讲述了自己多年的育儿经历与机构教学体验，科学准确地阐述了自闭儿以及所有孩子的共性与个性，深入浅出地讲解了许多卓有成效的自闭症教育干预和培训方法及理论，重点剖析了家长在养育孩子中的疑问与误区，别具启发性地点出对待不同类型自闭儿行为的应对策略；同时穿插大量亲身经历，将抽象的培训方法化为一个个鲜活的例子，显得温情毕现、生动活泼、妙趣横生，可读性极强，是广大家长了解自闭儿并制定出个性化养育策略不可多得的操作指南。

我们应该感谢陈婕女士，她是一位专家妈妈，帮助自己的孩子在普通学校健康快乐地读书、生活、成长，并积极分享自己丰富的育儿经历；作为一名自闭儿老师，为父母们如何甄别机构提供了宝贵意见与独特视角；作为机构的创办人，她也总结了自闭儿进行特殊教育的一些经验。我们相信，通过阅读这本书，家长们一定能更好地了解孩子，并对孩子的个性化训练有更科学的把握与更全面的认识，为自闭儿的成长摆正方向、铺平道路。

南开大学行为医学中心主任、医学院副教授

自闭症关爱行动发起人

"五月铃兰"孤独症志愿服务团队创始人

王崇颖

引 子

上帝给我一个任务，叫我牵一只蜗牛去散步。

我不能走得太快，蜗牛已经尽力爬，每次总是挪那么一点点。

我催它，我唬它，我责备它，蜗牛用抱歉的眼光看着我，仿佛说："人家已经尽了全力！"

我拉它，我扯它，我甚至想踢它，蜗牛受了伤，它流着汗，喘着气，往前爬……

真奇怪，为什么上帝要我牵一只蜗牛去散步？

"上帝啊！为什么？"天上一片安静。

"唉！也许上帝去抓蜗牛了！"

好吧！松手吧！

反正上帝都不管了，我还管什么？

任蜗牛往前爬，我在后面生闷气。

咦？我闻到花香，原来这边有个花园。

我感到微风吹来，原来夜里的风这么温柔。

慢着！我听到鸟声，我听到虫鸣，我看到满天的星斗多亮丽。

咦？以前怎么没有这些体会？

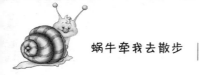

我忽然想起来，莫非是我弄错了！

原来上帝是叫蜗牛牵我去散步。

——台湾大学生物环境系统工程学系教授张文亮博士

初冬的阳光就这样懒懒地洒在我的身上！我坐在会所的游泳池边上，享受着这一刻的闲暇。

一个矫健的身影在泳池里来来回回，偶尔还会探出一个笑脸，叫一声"妈妈"。我望着他，心里温暖而幸福。

这一切似乎是那样的平常，让人很难想象十年前，医生曾经告诉我，这是一个连生活自理都成问题的孩子！我的小蜗牛，虽然他仍然慢慢吞吞按着自己的节奏成长，但我们已经可以看到他的变化、他的腾飞！

直到最近，我才渐渐感悟到：并不是我们改变了孩子，而是孩子改变了我们。在奔波于各家医院、各个康复机构的过程中，在等待蜗牛缓慢前行的过程中，我们曾经是那样地苦恼，那样地急躁不安……一次又一次，我们的身体和心灵得到了极大的磨炼。然而，当我们能够从苦难与折磨中站起来，当我们能够伸出双手，真正去拥抱这个孩子时；当孩子在别人面前出现行为问题，我们能不在乎别人异样的眼光，勇敢地告诉别人"我的孩子是自闭儿"时，我们的内心变得强大了。

置之死地而后生。我要感谢我的孩子！因为我的孩子有自闭症，所以我才可以发挥我所有的聪明才智去帮助他；正因为我的孩子有自闭症，所以我才会有更多的怜悯与善良，用所有的力量去帮助和他一样的孩子；也正因为我有这样一个自闭症的孩子，在遭受了所有的冷眼与不解之后，我才对一切都充满感激之心，对拥有的一切满怀感恩。"自闭"虽然不治，但是爱孩子的心，让我拥有了极大的能量。

一路走来，似乎每一个像我这样的妈妈，都在探索如何去帮助她患自闭症的孩子。也许有人会认为我是成功的，也常常会有三五个家长坐在我办公室里，迫切地询问我孩子的成长历程，也希望如此复制，有的甚至会用自己孩子的状况来比对我孩子当年的状况。但从教育的角度而言，似乎所有的成功和成长都是不能复制的。或许这也适用在自闭儿身上，虽然那些妈妈、家长们津津乐道于此，但孩子是不一样的，而且每一个家庭的环境、外部条件也是不同的。我不能仅用自己孩子的例子来告诉那些妈妈们，哪些是合适的，哪些是不正确的。

两三年前，一些心理学界、相关教育界甚至做生意的朋友，常常会建议我：做了这么多年的特殊教育，又教了那么多的孩子，这些经验应该总结一下，也给别的妈妈一些启发。我却总是犹豫着，没有动笔，总觉得还要再等一等，也许我需要积累更多的经验，并用更专业的知识去解释，毕竟孩子对于每一个家庭都是100%的，作为一个专业人士，必须要用谨慎的态度对待自己的每一句话，所以，我更愿意踏踏实实地教好每一个孩子，在他们的身上去验证成功，

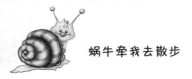
继而看到每一个家庭的希望与未来。

　　当越来越多的家庭带着孩子找到我，希望寻求帮助，可因为中心容纳程度有限，不得不让孩子们等待名额的时候；当外地来的孩子因为地域原因，短期训练以后不得不回到原住地的时候；当家长们离开中心后不知道怎样在家中继续教育自己孩子的时候……我想，也许我有必要来写一些什么以便最大程度地帮助这些人，毕竟孩子是等不起的！于是便有了以下这些文字。不管怎样，这些都是我做自闭儿妈妈和办机构以来的一些理论和经验总结，希望能给更多在黑暗中摸索的人以帮助，给孩子们以机会和希望！

第1章

最初的困惑

每一个孩子来到这个世界时，带给父母的都是兴奋、激动与快乐。在孩子一天天的成长过程之中，我们慢慢发现，他好像总是和别的孩子不一样——没有目光的对视，对声音没有反应，对父母没有太多的依恋，似乎总是沉溺于自己的神秘世界里。在怀疑、犹豫与纠结之中，父母彷徨而迷茫。等到有人告诉我们，孩子很可能是自闭症的时候；等到想到孩子也许一生都会被这样一个可怕的名字所笼罩，所有的失望和痛心如暴风雨般袭来时，父母们，你们准备好了吗？一生和自闭症作战！

第1节 艰难的诊断

　　我不想去描述当知道自己孩子有自闭症（又被称为"孤独症"）时是怎样的天崩地裂，因为似乎有太多这样的文字。我常常对别人说，我是死过一次的人，相信大家都应该能够理解有一个自闭儿对于自我、对于家庭所造成的痛楚。

　　那一个晚上，我躺在床上，没有眼泪。我知道，那个曾经为生了儿子得意洋洋的人同样也没有入睡。静，除了小人儿那均匀的呼吸之外，只有两个人的叹息，还有钟摆的滴答声。我等着天亮，就像《飘》里的斯佳丽，因为"明天又是新的一天"。直看到天际有了一丝红晕，慢慢明亮起来，我想"一定会有办法的"。

　　我和我先生都是新中国的第一代独生子女，当我们成为父母的时候，家里有小孩子的年代已经过去久远了。当孩子呱呱坠地时，其实我们也还是孩子呢，只从书本上学得了一些知识，对于真正养育孩子完全没有经验，对孩子的成长过程更是一无所知。

　　但我的儿子齐齐似乎很乖，出奇地乖。虽然在出生前，我也曾经担心孩子会不会有什么问题。直到他出生的那一刻，护士小姐把

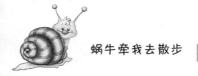

他抱给我，我细细检查了他的小手小脚，看到那张白净可爱的脸，我相信他是一个完全健康的小孩子。

他在月子里的时候完全不哭闹，总是安静地躺在自己的小床上睡觉，醒的时候也只是自顾自地东张西望一下，似乎对这个新到的世界并不怎么好奇，只是因为尿布湿了或是饿了，才偶尔叫几声。我觉得我生了一个很容易带的孩子。

随着孩子慢慢长大，端倪初显。他总爱在床上打挺，用他的小脑袋去顶他的小枕头，很是奇怪。当我们抱着他的时候，似乎永远也抱不住，因为他不能够像一般孩子那样对大人产生依靠，脸永远朝外，身体向外倾，外婆或奶奶总是必须要花很大的力气，才能将他抱住。学会走路后，他总是想要去这里或那里，眼睛东看西看。他的探索心出奇地好，会把所有的东西打翻后拿出来，去看、去摸，甚至去尝。如果他要的东西你不能满足的话，他就会拉着你的手去拿，若是在高处，他就自己端了凳子爬上去。

他是那样地难以管束，似乎总在他自己的小世界里自得其乐，全然不顾他人的感受。有一次，他居然吃了衣柜里的樟脑丸，万幸的是，我们发现及时。我发现我原来的判断是错误的。

他对于学习语言和亲近家人始终兴趣不大，等到学会了走路，还没有开口说一个字。除了探索他的世界外，他只对电视广告和天气预报感兴趣。也只有这个时候，他才能够安静地坐一会儿。

到了两岁的时候，他更会"玩"了，除了那些探索之外，他开始对自己的身体感兴趣，经常会自顾自地说一些只有他自己能听懂的"外星语"以及自己在原地打圈圈，很久也不会晕。除了有需要的时候，他对于家人的需求依然不十分强烈，完全不懂规则和配合，也不知道大小便。

另一个比较严重的问题是他的睡眠。出了月子之后，他似乎比一般的孩子难入睡，每天东摸西摸，一定要玩到累得不行了，才一下子倒在床上，闭上眼睛就睡。

虽然他表现出了种种与同龄儿童不一样的情况，但是他的眼睛仍然清澈而明亮，所以我们并不感觉他有什么问题。

现在想来，虽然每个自闭儿的情况都不尽相同，成长过程也不一样，但无外乎都出现过这样的特征：一是在语言交流与发展上存在问题；二是在社会交往上，特别是婴儿期，缺乏对家人的亲近感；三是行为上难以配合；四是有特殊的爱好。很多家庭在自闭儿小的时候都遇到过养育困难，特别是他们难以配合，以及永远特别充沛的精力，让很多养育他的人心力交瘁。

除了像我儿子齐齐这种从婴儿期就发展迟缓，表现出一些自闭症症状的孩子，另一种自闭儿的状况更让许多人觉得难以理解。

记得大概在几年前，突然有一天，有个家长来我办公室咨询，但我却没有看到孩子。她说她是孩子的姨妈，那个孩子已经五岁多了，就在门口，没有办法让她进来。我带着几个老师走到门外，看到那个女孩赖在地上哭，身体肥硕而壮大，我们合力把她"抬"进了我的办公室。

此后，我了解到，其实这个女孩在一岁的时候就已经会开口叫

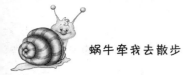
"爸爸、妈妈",两岁多已经会唱或背一张碟片的儿歌,但是在两岁半到三岁的时候,她的语言突然开始退化,现在除了一些无意识的发音,基本上无法说出任何有意义的语言了。虽然经过长期训练之后,这个女孩又开始有了一些语言,能回答一些简单的问题,配合能力也相对好了许多,但还是能明显感到这个孩子身上存在很多自闭症的特质。

不管是哪一种情况,都给父母及家人的生活带来了极大的困惑。大人不了解孩子,不知道是什么原因让他成为这个样子,不理人,难以接近,如同我对自己的孩子一样不知所措。

当初,我们也只是感觉齐齐在养育上有问题,并没有觉得他有任何异常。一是因为他长得很漂亮,眼睛明亮而清晰,和有智力问题(唐氏综合征)的孩子的脸孔不一样;二是我们也没有将齐齐和普通儿童进行过比较,而中国"大器晚成"的传统观念也影响了我们,总感觉这孩子只是开口晚了些。直到他去了幼儿园,问题接踵而来。

齐齐的老师,一位有几十年教育经验的老太太,有一天把我叫去幼儿园,告诉我说:"你要带你的孩子去看医生,他有多动症!"她把齐齐放在婴儿床上,齐齐趴在床栏上东张西望,却并不看我,我不知道他在想什么、看什么。后来我发现孩子的裤子是湿的,因为他不会呼唤老师。

"他总是跑来跑去,不会坐在椅子上面,他在幼儿园里会有危险,我有三十个孩子,没有办法管住他,我不能每天在上课的时候用一只手抓住他……"她罗列了齐齐所有的"罪状",告诉我,我的孩子在幼儿园是不合适的,必须去看医生。

我是一个年轻而无知的妈妈,没有办法,只能带着齐齐走上了求医之路,游走在各家医院以及不同的科室之间。此时距离齐齐进幼儿园只有一个月的时间。

在那个年代,大家对于自闭症仍然还是一个模糊的概念。有一位神经内科的专家,看到我的小孩后,说了一句让我印象深刻的话,"这孩子不像是哑巴……"然后就给安排了所有的脑部检查。自闭的孩子是敏感而警醒的,在打了麻醉之后,齐齐仍然没有办法安睡在脑CT的仪器上,检查最终无功而返。另一位心理学医生告诉我的是,我们的家庭教育存在严重问题,孩子所有的问题其实是我们包办的结果。

当然这些似乎都没有从根本上解决我的困惑,直到在精神卫生中心拿到"轻—中度自闭症"的诊断结果。当时,我并不认为这就是所有的结论,只是作为家长,在精神上受到了最为严重的打击。医生告诉我,孩子未来的生活恐怕都无法自理。这种感受,就像一个原本健康的人拿到了癌症诊断书,又像一个嫌疑犯拿到了死刑判决书,一个黑洞告诉我,孩子的一生,完了!

时至今日,我回想起来,总感觉这样的结论似乎并不客观与科学。我的疑问是:在这样短暂的时间里,仅凭行为观察以及对家长的访谈,没有任何医学手段,真的可以论断一个孩子的终生吗?而且直到今天,各位专家似乎还没有一个标准或统一的定论。

* * *

1943 年，美国儿童精神医学之父利奥·坎纳 [1] 提出"婴儿自闭症"，时至今日，更多的专家与专业人士更倾向于将这类儿童描述成"自闭症谱系障碍" [2]，而自闭症儿童的发病率也从最初的 4 ‰～ 5 ‰ 不断攀升，截至 2014 年 5 月，美国疾病预防与控制中心（CDC）显示，美国最新的儿童自闭症发病率为 1/68（其中，男孩为 1/42）。

我们正处在儿童自闭症发病率急增的年代，但这并不是我想说的。我更倾向于说，学术界对于自闭儿的诊断与描述有了很大的扩展，这并不是坏事，因为对于自闭症的探究，我们又更深入了一步，而且在这个领域里，我们更为广泛地关注到了有特殊需求的孩子。

被贴上"标签"的孩子似乎一辈子都无法翻身，而在年幼时未接受此类诊断的孩子就一定没有问题了吗？这似乎总是困扰着我们。究其原因，是因为自闭症的诊断本身就存在一定的问题。

首先，定义不明确。到底什么是自闭症？从坎纳型的典型自闭症到目前所谓的自闭症谱系障碍，每一个专家都有各自的理解与解

---

[1] 利奥·坎纳：犹太人，出生于奥利地，美国霍普金斯大学教授。1943 年，坎纳在一份名为《紧张的孩子》杂志上发表了他对 11 名儿童长期观察的研究结果。文章称发现了一种史无前例的、复杂的神经紊乱症——autism，中文翻译为自闭症或孤独症。

[2] 自闭症谱系障碍（Autism Spectrum Disorder，ASD），是根据典型自闭症的核心症状进行扩展定义的广泛意义上的自闭症，既包括典型自闭症，也包括不典型自闭症，以及阿斯伯格综合征、自闭症边缘、自闭症疑似等症状。

释。虽然自闭症的四大特征已被公认，即语言交流障碍、社会交往障碍、怪异的爱好与刻板的行为，以及最重要也是常常被大家所忘记的一个特征——起病于36个月以内，但是我们可以发现，用这些行为去诊断一个病症，不同专家的不同诠释，得出了不一样的标准。

其次，行为诊断产生了很多"误诊"。毕竟医生观察孩子的时间是有限的，而且孩子在去医院的时候，由于年龄小或周围的环境发生了变化，往往反映不出最真实的情况。有那样一种孩子，开口晚，不爱说话，语言发育比较迟缓，早期的时候会出现类似自闭症的表现，如不爱理人、不爱和小朋友一起玩，或者对某种东西比较有兴趣、喜欢东张西望，等等。这种孩子在小的时候往往会被误诊为"自闭"，引起家庭的轩然大波。还有一些有其他障碍的孩子，如智力障碍，也会被误诊为自闭症。

另一种情况则相反，孩子已经表现出了一些自闭症的特质，比如语言沟通有问题、行为和思想比较刻板怪异等，但在接受诊断的时候，医生发现孩子对父母还是有依恋或有一部分主动性语言，就依此判断为单纯的"发育迟缓"或者"家庭教育有问题，回去教一教就好了"，最终是耽误了孩子接受干预的最佳时间。

最后，孩子在成长的过程之中会发生很多变化。记得当年齐齐第一次接受诊断的时候，ABC量表分值高达八十多分，被诊断为"轻—中度典型孤独症"。在一路接受训练和特殊教育，不断康复的过程中，我带着孩子找不同的专家去检查，慢慢地，诊断结果就变

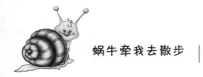

成了"很像高功能自闭症""类似阿斯伯格症",最近也有专家认为是"严重的多动症"或"特殊的学习障碍"。经过长期不懈的训练之后,我先生再次带齐齐去医院做了全面的评估,得出的诊断结论已经是"排除孤独症可能""社会适应性边缘"。

如果自闭症是一种病,难道齐齐已经治好了吗?如果你能一路跟随孩子成长,如果你是每天和他朝夕相处的人,就会发现他的身上还是明显能看得到所谓的"自闭痕迹",当然这是一种好的发展方向,但也有那种曾经被认为只不过是开口晚、发展迟缓的孩子,过了几年,长大一些,最终被确诊为自闭症,这和最初父母没有及时介入干预是有很大关系的。

之所以会出现这种问题,最关键的是"病灶",即发生自闭症的生理因素没有找到。许多学者从不同的角度探讨自闭症产生的原因,但目前尚没有实质性的突破。不过,那种认为自闭症是由于后天环境原因所致的说法已被否定。

对于自闭症的基因研究一直为世人所关注。欧美科学家经过联合研究,在第2、第7、第16和第19对染色体上发现了导致儿童出现自闭症的切面。欧盟孤独症课题组负责人安东尼·贝利说,第7和第16对染色体上有2个区特别重要,尤其是第7对染色体上的那个区很有研究前景,因为那里有些基因参与了大脑的发育和活动。在单卵双胞胎中,如有一人得了自闭症,另一人的发病率为60%,但在非单卵双胞胎中,另一人的发病率只有4%。这说明基因对自闭症的影响是很明显的。

目前，美国医学研究人员通过研究发现，儿童罹患自闭症的原因可能与缺陷基因产生自发性突变有关。由于父亲体内每天产生数亿个精子，比母亲体内产生的卵子数量高出许多，因此缺陷基因来自父亲的几率是母亲的 4 倍左右，而且，随着父亲生育年龄的增大，发生这类基因突变的风险也会随之增加。但研究人员也指出，目前的研究结论仅能解释 10% 左右的自闭症发病原因，不能盲目地认为所有的自闭症都是由于基因突变导致的。

也有学者认为儿童行为与神经内分泌和神经递质密切相关。中枢神经系统 5- 羟色胺和（或）多巴胺活性下降伴有下丘脑功能障碍，则可产生自闭症。也有人认为本症表现孤独、与别人无法建立起感情等症状，是因脑内啡肽类物质的神经递质作用异常所致。

自闭症也有可能由脑器质性损害所引起，如产伤、宫内窒息、中毒、感染等，15% ～ 50% 的患儿伴有癫痫、脑电图异常、脑 CT 和磁共振有非特异性改变。许多研究表明，自闭症常与某些疾病同时存在，如脆性 X 综合征、结节性硬化、肌营养不良、先天性风疹、苯丙酮尿症以及嘌呤代谢病等，故认为自闭症是一个多种病因的神经综合征。

此外，有人还提出了认知功能与社会功能相关的学说，认为心理认知缺陷损害了自闭儿对他人精神状态的理解能力，导致社会交往能力缺乏，甚至对待人就像对待无生命的物体，常错误理解别人有意识的行为。

至于其他假说和研究，则更是不胜枚举，包括叶酸说、神经元

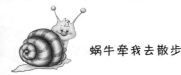

说、免疫系统失效说、血型说等，而三联疫苗致病说 ① 的伪科学更是让家长们恐慌了十多年，直到前两年，才被证实这不过是一个无稽之谈。殊不知有多少自闭儿就是因为这样的假说，没有及时接种疫苗。

当然，医学界对于自闭症所做的贡献还是不可限量的。如果自闭症是一种病症，最终的解决方法一定是在医学上。但就像人类对于癌症的探索是漫长而艰难的一样，对于自闭症的了解，我想会比癌症更加困难与艰辛。当人类对于大脑的探索仍然处在一种知之甚少的前提下，而我们的孩子又一天天地在长大，那么就目前而言，医学之路堪比蜀道。

---

① 三联疫苗致病说：1998 年，英国皇家自由医院胃肠病学家安德鲁·韦克菲尔德实验室对外宣称三联疫苗可引发自闭症。11 年后，法庭宣判没有证据显示接种三联疫苗会引发自闭症。该事件破坏了预防医学中最成功的发现之一，引起了初为父母者的恐慌，许多家庭受到严重影响。其最大的悲剧就是分散了太多注意力和浪费了大量资金去寻求真正的原因和治疗方法。

第 2 节　干预莫迟疑

　　到今年（编者注：2012 年）为止，我做自闭症孩子的妈妈正好十年了。十年来，我接触了很多和我有着共同遭遇的父母和家庭，其中最大的孩子已经三十多岁了，最小的孩子可能还不到两周岁。在这么多年里，似乎诊断永远是一个很大的问题，永远没有人能够告诉家长"我的孩子到底得了什么病"，永远有不同的专家、不同的人告诉家长不同的结果；所有的行为检测都是非客观的，而所有的医学检测又不能说出真正的病灶来。

　　在最初的那些日子里，我又何尝不是呢？但我相信命运永远会给你希望，让你坚持走下去。

　　男人似乎总是和理性画上等号的。我的先生，其实那时也还只是个二十七八岁的小伙子。儿子被诊断后没几个月，上海第一家自闭症康复机构开张了。从我们家到那里，中途要换三辆车，单次路程至少要花一个半至两个小时。记得我们刚去的时候所看到的，那家机构的硬件设备真的可以用"破破烂烂"来形容。一月是上海最冷的时候，可那里很多教室的窗玻璃还都残缺不全。开张那天，正

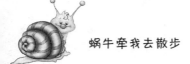

好日本的自闭症专家白崎研司①博士在那里讲课。上完课，先生也没有和我商量，就找到了那家机构的负责人，告诉她"我们要参加训练，越快越好"。时至今日，我还没有问过他，当时他是什么样的想法，为何很坚定地要孩子去参加训练。

我面对这样一张诊断书的时候，我是心存怀疑的，就像很多年轻的母亲，两眼一抹黑，心存侥幸，"我以前只顾着工作、只顾着自己玩，把孩子交给老人带，没带好，他才这样的，所以，只要我自己带，他一定会好的"。现在回想起来，不相信反而成了我走到今日最大的"救命稻草"，成了我带领孩子走出自闭的最大动力。我在孩子被诊断后的一个星期内，就向工作单位递交了辞职信，决定陪着孩子去参加康复训练。

回想当时的情景，我并不觉得自己有什么样的力量，甚至觉得这是一个母亲内心里天然具有的能量与信心。我把所有医生告诉我的话全都抛弃了，固执到百分之百地坚信孩子一定会开口讲话，一定会和我沟通。所谓"无知者无畏"，在对自闭症不甚了解以及对自己孩子的深爱之中，我的信念起了极大的作用，帮助我和孩子一起成长。

慢慢地，随着我对于自闭症的了解，才知道孩子的问题不仅仅是没有语言、理解能力不够。虽然自闭症的核心在于社会交往能力

---

① 白崎研司：自闭症专家，也是最早来到中国为自闭症患儿提供帮助的日本专家。在白崎研司博士看来，人们要"把自闭症患者当成普通人来看待，尊重他们的人格"。

的缺陷，但孩子们的整个发育过程以及思维方式和我们是截然不同的，而且自闭症也不是父母教养的错误。那时候，我们夫妻俩也真是难得有这样的默契，从现在来看，我们各自的决定应该是当初最佳的选择。

我庆幸的是，当我知道我的孩子有问题的时候，他只有两岁半；而我的遗憾也是，当我知道我的孩子有问题的时候，他已经两岁半了。无论孩子有什么样的问题，父母对于他的情况越早了解，越早进行干预，孩子未来越有可能朝好的方向发展。这似乎是永恒不变的原则，但有时总是事与愿违。

在我的办公室里，总有家长不时地带着孩子来咨询。那些孩子已经有五六岁甚至更大，却还不会说话。原来这些家长从没有对孩子进行过干预，或者只是以为孩子说话晚，或者不觉得有什么问题，让孩子完全处于一种自由发展的状态，导致其行为和发展只相当于婴儿期。有个孩子都六岁多了，还躺在地上吃着奶瓶，而他外婆不停地给他擦嘴；还有孩子在我办公室里不停地吃，抓到什么就吃什么，一边吃，一边吐。每次看到这种情况，我都感觉很心酸。在时间无情地流逝中，孩子被耽误了。

另一种被耽误的孩子情况则不同。他们会说话、会表达，只是在说话与表达的条理、逻辑上以及话题的持续上有很严重的问题，有的自言自语，有的答非所问。不过，这些孩子在机械记忆或视觉观察力方面往往表现出色。在父母和幼儿园老师看来，这些孩子只是在运动方面有一些不协调，或者开口有点晚，往往很容易被忽略

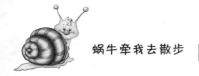

掉真正的问题。

在和正常的孩子进行比较后，或者在学校的生活中、在遵守课堂纪律方面出现问题，或者无法和其他同学一起进行测验或考试后，他们才被送到医院接受诊断，得到的结论往往是阿斯伯格综合征 ① 或发展迟缓，有的则是多动症。

我一直很反对给年龄太小的孩子贴标签，因为孩子可能一生都会活在这种阴影之下，而父母也会认为这个孩子一生就这样了，这对于孩子的成长是不利的。

不过，让我纠结的是，当医生告诉年轻的父母孩子不是自闭症的时候，很多父母会松一口气，以为孩子没有什么问题，只不过说话、行为或心理发育有点晚而已，但是过了一两年，孩子的表现仍然如此，没有任何长进。这时，父母们又着急了，然后继续带着孩子来看医生。医生也许会告诉他们，孩子只是发育迟缓。

这样一次或反复多次之后，随着年龄的增长，孩子进步甚少，而和普通孩子相比，他们的差距就更大了。终有一天，当医生告诉父母们孩子是自闭症的时候，他们崩溃的程度会比那些早就得知孩子是自闭症的父母更甚。最重要的是，孩子接受干预或康复训练的时间，被从医院到家里的来来回回中白白耽误了。

---

① 　阿斯伯格综合征（Asperger Syndrome，AS）：由奥地利的 Asperger 于 1944 年发现的，在美国《精神疾病诊断与统计手册》第四版（DSM-IV）中，AS 与自闭症分别列为广泛性发育障碍（Pervasive Developmental Disorder, PDD）的一个亚型。

家长们由于自身的认知水平、文化程度、生活环境等不同，对于这个问题的反应也各不相同。他们迫切地想知道孩子的问题，但是我觉得这已经变得不那么重要了。因为当家长们在这个问题上花费大量时间与精力的时候，孩子们已经渐渐长大了。

我认识的一个家长，在孩子只有两三岁的时候就来过我办公室进行咨询，但是最终也没有对孩子进行干预，原因是医生说孩子只是有些迟缓，并不是自闭症，妈妈也坚持认为孩子大一些就会好的。过了一两年，他们再次来到我的办公室，仍然没有下定决心进行干预，原因仍然认为孩子不是自闭，只是发展晚了。我最后一次见到他们，是在一次有关自闭症的活动上，孩子已经六七岁了，这时候那位母亲才告诉我说，最近，孩子被诊断为自闭症，而此时，家长似乎已经失去了对孩子进行干预的动力了。

令人惋惜的是，当我第一次见到那个孩子时，情况并不是最糟糕的，因为他有语言，有眼神对视，对人和物也有反应。可由于家长不懂得如何去教育他，以致他没有得到及时有效的特殊教育和康复训练，最终错过了脑部发展的黄金时期。他的智慧没有随着年龄的增长而增长，仍然停留在小的时候，现在无论从哪方面来说，他的自闭特质都很严重了。这种结局怎能不令人寒心！

所以，为了孩子的发展，干预一定要先于"确诊"开始。那些刚刚得知孩子是"自闭症""发育迟缓""语言发育迟缓""感统失调"等类似病名的家长，请不要再把过多的时间与精力用在纠结于孩子到底得了什么病、到底是什么原因引起的这样的问题上面。因为也

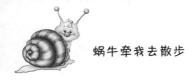
许过多的纠结与探求都是徒劳，最终结果无疑是耽误了孩子接受康复训练的时间。与之相比，怎样帮助我们的孩子，才是家长最应该关心的问题。

本章提示与建议

1. 自闭症的发病原因不明，单纯凭借某些特定的行为来诊断，会存在很大程度的误诊。孩子是处在不断发展中的，未来还会有变化，所以不要轻易给孩子"贴标签""带帽子"。

2. 家长们如果发现孩子存在眼神不对视、对别人的呼唤不予理睬、语言发展有障碍、多动、不听指令等现象，就要留意孩子在发育上是否有问题。

3. 即使医院的诊断不是自闭症，只要孩子存在发育落后的情况，家长就要尽早让孩子接受康复训练和特殊教育，这对普通孩子也是有帮助的。如果因为没有及时进行康复和特殊教育而错过最佳的干预时间，将会对孩子的未来产生重大影响。

第2章

自闭儿教育的希望

时间在流逝。虽然自闭症是无法治愈的，孩子却一天一天长大了。在扼腕叹息之余，我们可以做什么？难道就没有一条道路，可以让我们走下去吗？

第1节　自闭症孩子，首先是孩子

　　我和我的先生第一次为人父母，而且是一个自闭症孩子的父母，自然无法和别人分享普通孩子成长的喜悦和烦恼。对我们而言，开始的时候，没有任何值得欢喜的事情，与"烦恼"相比，用"痛苦"这个词来形容可能更为恰当吧。

　　当时，我内心有一种很强的力量，让我深信孩子一定会慢慢好起来，但现实是残酷的。看到孩子虽然有着漂亮的脸庞、明亮的眼睛，却不看人、不理人，只知道每天打转转，也不会说话，我束手无策。对于自闭症，我什么也不懂！

　　那个冬天，在一间连窗玻璃都不全的教室里，几十位家长等着白崎研司博士跟他们讲自闭症这回事。我和先生也在其中，而且还是全新的两个学生，认认真真听完课，还做了笔记。从小不爱学习的我，难得做了一回好学生！多年以后，回首往事，我感觉自己在特殊教育领域真的是最好学的一个。

　　讲完课之后，白崎研司博士还额外帮家长们看了一下各自的孩子，并逐一点评。这样的机会很难得，当然不能错过。轮到我们的

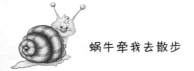

时候，博士想抱一抱齐齐，可齐齐却不让他碰，哇哇大哭。他便放下孩子，对我们叽里呱啦地讲了一大串日语。另一位家长帮忙做了翻译，大概意思是说，"当一个陌生的老头抱着孩子时，孩子大哭是很正常的表现，但很奇怪的是，孩子的父母，却站在一边旁观，没有任何反应"。很刺耳的话，这么多年了，我都一直记得，只是当时并没有十分明白话里的含义。过了很多年，我才慢慢体会到其中的真谛。

从那以后，我每天早上先换两辆公交车，再换地铁，带着孩子开始了训练生涯。就像很多家长一样，我当时犯了两个很大的错误，第一个就是只关心他说话的问题。

那个时候，面对孩子的训练老师，我和先生只有一个问题，就是"他什么时候能开口讲话"。及至过了很多年，再次碰到这位老师的时候，这件事情仍然是我们茶余饭后的谈资。

语言绝对不是自闭儿最核心的问题，但为何大家都如此重视语言呢？我想可能因为语言是最为外在的表现，特别是当孩子小的时候，各项能力还都没有发展起来，语言可能是最为重要的表现了。甚至有些孩子长大以后，哪怕是学习能力很强，在语言上也可能存在这样或那样的问题。语言反映了孩子们整个思维和脑部发展的状况，以及社会交往、应对能力的好坏与高低。

后来，我也常会碰到家长问我："陈老师，我的孩子什么时候才能开口讲话？如果他能讲话，就能和我交流了，我就能知道他是怎么想的了。"我全然理解他们的想法，正如当年的我。可是，自闭儿的问题绝对不是简单地"不会说话",也绝对不是"会说话就能交流了"。有些自闭儿会说话,却没有解决社交和沟通的问题。社交,是所有能力当中最为复杂的一种,需要大量基础能力的积累,语言表达只是其中之一。不过,对于那些没有语言的自闭儿来说,会说话的确是迫切需要解决的问题。

第二个错误就是把孩子任何的行为都当成有问题,因为他被贴了自闭症的标签。我常常纠结在一些很小的问题上,比如说,齐齐学会了从上往下跳,我就会去想,他为什么一直跳?为什么跳了半个小时也不想换一种玩法?这是不是刻板呢?有时候又会觉得为什么我叫他的时候,他并不是每一次都有回应呢?普通的孩子是不是每次都有回应呢?甚至会想一些很离奇的问题,诸如为什么他吃饭的时候总爱吃肉,不爱吃蔬菜?这是不是由自闭症所引起的偏食呢?现在回想起来,不免觉得好笑。

在最初得知诊断结果的几天里,似乎所有的父母都全然不知道怎么去面对这样的孩子。因为这个"不正常"的范畴是我们前所未知和不能了解的,这让我们手足无措。这样的困惑一直延续到今天,在未来更长的时间里,可能还会延续下去。常常会有一些父母告诉我自己孩子出现的问题,他们甚至会说:"你看,那就是自闭症儿童"。

实际上,很多普通孩子在小的时候,也会出现一些类似于自闭儿的行为,比如长时间一直玩车的轮子,或者喜欢关注圆形的物体;有些开口晚的孩子,也会喜欢看光线;等等。只是这些行为持

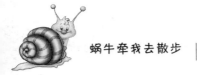

续的时间比较短，等我们注意到的时候，孩子已经对另一样东西有兴趣了。另外，很多普通孩子也会出现一些行为问题，比如不爱理人、脾气急躁、环境适应能力弱、喜欢依赖像玩具或毛巾这样的物品……我们很难简单地通过一些行为去判断这是自闭症的特质，或者只是孩子成长所经历的一个过程。

想一想自己吧！其实我们自己身上不也有一些自闭症的特质吗？后来的一段时间，我详细了解了自闭症的特质后，才恍然大悟，原来儿子是遗传了我先生。

我先生是做会计工作的，往好的方面说是做事井井有条，但明显特征是思维固化，不会发散性思维。通过婆婆，我了解到先生在儿童期有明显的"自闭行为倾向"，主要是身体协调性差，体育一直不及格，特别是跳绳，很大了也没有学会。在幼儿园的时候，每天晚上必须摸着衣领角才能睡觉，成年以后，仍然可以看到遗留痕迹，每回和一帮朋友喝完酒之后，就会出现这样的小动作。除此之外，最大的问题是他的兴趣。我先生最大的爱好是地理、历史和人文，喜欢看纪录片，不爱看情节性的电视剧。

我曾经用这样的理由和他开玩笑，结果他却说："儿子一定是遗传了你，别的不说，你放东西的地方和顺序就不能有一点差错，放错了一定要摆好，没有自闭症，也有强迫症！"对呀，想想也是。似乎所有的人都有那么一些自闭特质，或多或少。谁又敢说自己的社交就一定没有问题了呢？

自闭症专家、ABA 疗法的创始人伊瓦尔·洛瓦斯 ① 博士曾经以挪威三文鱼的繁殖来作比喻：

在六七月份，河水不多，鱼可以在河里进行繁殖，但是到了十月、十一月份，水量很多，而且水的温度很低，加上化学成分的影响，三文鱼无法在河里繁殖成功。不过，在不利于繁殖的时间，通过干预改变河水的状况，三文鱼也会存活下去。虽然自闭儿不是在最佳时期到来的人，但也可以成为对社会有用的人。梵高是一个很有天赋的画家，可他的社交能力也很差。梵高就像是六七月份的三文鱼，而自闭儿则是十月、十一月份的三文鱼。所以不要把自闭儿看作是有障碍的人，要把他们看作是区别于一般人的另一类人。

我觉得中文是世界上最具内涵的文字。什么是自闭症孩子？从语法上来讲，这是一个偏正词组，即用"自闭症"来修饰"孩子"，那重要的是什么？当然是"孩子"！所以在"自闭症"之前，他们首先是"孩子"。

自闭症孩子，首先是孩子。当我们回到孩子的角度来看他们时，思路便豁然开朗了。因为我们不再从病症的角度出发，而是从一个孩子所必须具备的基本能力来看自闭儿。

---

① 伊瓦尔·洛瓦斯（Ivar Lovaas）：美国加利福尼亚大学洛杉矶分校（UCLA）教授，应用行为分析法创立者。20 世纪 60 年代，针对自闭症儿童最突出的行为障碍问题，根据行为理论发展演变，创建了一套完整、科学的行为训练操作体系——应用行为分析法（Applied Behavior Analysis，ABA）。

第 2 节　遵循孩子成长的节拍

我当然很急于想让齐齐开口说话。在最初的阶段，我们也使用了 ABA 回合式教学法。所谓 ABA 回合式教学法（Discrete Trial Teaching，DTT），就是应用行为分析法对自闭症儿童进行教学、训练。这是一种具体的训练技术，主要具有以下四个特点：

· 将每一项要教的技能分成小的步骤，然后一步步地练习；

· 强化性（intensive）教学，反复训练每个步骤；

· 使用提示帮助孩子做出正确的反应；

· 使用强化物及强化手段。

之所以叫回合式教学，是因为这样的教育过程包括多项操作，每项操作都有明确的开始和结束，具体过程由三个环节组成：给孩子发出指令或要求、促使孩子对指令或要求做出回答和反应、结果（对孩子的反应或提示加强化）。这三个环节完成后，稍微停顿一下，再给出下一个指令（开始新的操作）。

当时，训练师让我们强迫齐齐坐在小椅子上，用简单的指令教他拿放积木和配对，一旦做对了，就通过给予食物加以强化，如果不会做，我们则辅助他完成，但是不能给他食物。虽然这让齐齐付出了痛哭的代价，但对于大脑一片混沌的他来说，也未尝不是一件好事。简单而清晰的指令，不断重复进行的机械式的正向行为建立，齐齐逐渐从最初漫无目的地乱跑，变得有序而可以学习。

洛瓦斯教授是这样描述 ABA 回合式教学法的：它是一种能有效建立自闭儿初步社交行为的方法。目前，已经有很多专家和学者对其进行了充分而详尽的阐述，它的有效性则是不言而喻。由 ABA 所延伸出来的各类方法，目前正被广大的儿童自闭症群体所使用。

我们采用的另一种训练方式叫做感觉统合①训练。从我当时不专业的眼光来看，感觉统合训练室比较像是一个游戏室，有着各种各样的器材，据说这些器材可以刺激孩子们的各种感官。经过了几天的熟悉之后，我的小家伙显然对于这些运动还是有一点点兴趣的，没几天就学会跳床、走平衡木、在抱筒上转圈子，等等。

三个月以后，齐齐开始会仿说一个单音了。这个时候，我才确确实实知道，自闭症的孩子绝对不是不会说话这么简单。通过大量的学习，我也慢慢了解到，在这条战线上，我们对付的是怎样复杂的一个病症。在这三个月里，我有了人生之中的第一根白发，第一

---

① 感觉统合：简称感统，是指大脑和身体相互协调的学习过程，即机体在环境内有效利用自己的感官，以不同的感觉通路（视觉、听觉、味觉、嗅觉、触觉、前庭觉和本体觉等）从环境中获得信息并输入大脑，大脑再对其进行加工处理（包括解释、比较、增强、抑制、联系、统一），并做出适应性反应的能力。对于感觉统合和学习之间的必然关系，目前尚无法解释清楚。很多专家指出，感觉统合的效果在于家长要多带孩子出去运动，对自闭儿和学习障碍儿童并没有实质性的疗效。

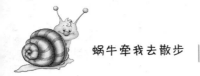

次做了最认真努力的学生，也第一次觉得自己像一个"战士"。

后来，我们离开了那家训练机构，我开始计划在家里自行训练齐齐。

在我家小小的阳台上，我摆放了一张小桌子、两把小椅子，后面一张小书桌就是我给孩子备课的地方。我从网上下载了很多关于行为干预的课程，根据孩子的表现和自己的"感觉"给孩子上课。

和在机构一样，我给齐齐安排了一定的作息时间，早上一起来，先开始所谓的认知课，然后吃点心，之后就是精细课。午餐、休息之后，又是认知和运动。先生去上班了，我独自一个人面对着我患有自闭症的孩子，既是妈妈，又是老师。

一清早，齐齐刚睁开眼睛，我就让他站在卫生间的镜子前，脚下垫一张小凳子，手里拿两把牙刷，一把是他的儿童牙刷，一把是成人牙刷，然后对着镜子高声念"这把牙刷长，那把牙刷短……"他只是机械式地跟着我重复，对于真正的长、短，似乎还没有概念。

他的进步是如此之慢，每学会一项新的技能，都需要重复成百上千次。当然，偶尔他还是会带给我一点点惊喜的，但这样的惊喜常常持续不了多久，我们又进入到反复不断的操练之中。日复一日，这样的生活让我感觉身心疲惫，而小小的孩子，也常常会在上了一半的课时，大叫起来："我不要学，我不要学！"

到了夜里，我还要先把齐齐哄睡着了，然后再起来，开始准备第二天的课程。有时候，趁着孩子睡着了，我看着他的小脸，是那样的可爱无邪，似乎完全没有所谓病症的痕迹。我常常会怀疑，是不是上帝和我开了一个天大的玩笑呢？

　　这样的生活状态大约持续了半年。教育一个自闭儿，对于当时的我来说，的确是一件难度很大的事情，我全然在黑暗中摸索，除了一遍又一遍反复地教之外，好像没有任何窍门和捷径。

　　第二年的九月，我又一次把齐齐送去了幼儿园。这个时候，他已经到了上小班的年龄。和之前相比，齐齐有了一定的进步，能说一些简单的句子，自行控制大小便，对于事物也有了一些认知。现在，他最大的问题是多动，完全不受控制的那种。

　　我一直和别的家长说，齐齐是我看到的自闭症里最多动的一个。这真的是一点也不夸张。他可以一直不停地上蹿下跳，摸东摸西，玩这玩那，直到把全部精力都耗尽了，实在累得不行了，才会躺下来，然后闭上眼睛就睡着了。其次，在这个阶段，他仍然我行我素，对旁人没有任何关注，完全生活在自己的世界里。

　　每天下午三点半，是家长接孩子们放学的时间。园门一开，小朋友们如一群色彩斑斓的蝴蝶飞出来，叽叽喳喳地又如小麻雀般告诉自己的家长，今天幼儿园里发生的一切。唯有我们静悄悄的，我牵着齐齐的小手，他只是东张西望，也不理我；我问他什么，他也没有任何反应。老师总是不停地向我告状，跑出教室、不守纪律已经不算是什么新鲜事，不是今天弄坏了这个，就是又拿了别的什么东西。我的心里很是沮丧。

　　这是我人生中最低谷的一段日子，我似乎已经用尽了所有的办法。我不能既做妈妈，又做老师，这让我的内心不堪重负。

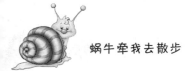

　　我的直觉告诉我，孩子这样在幼儿园待下去是不行的，而我这样教下去也是不行的，孩子的训练是一个长期的过程，我要为孩子做另一件事情，那就是办一所特殊教育机构！先生对我的这种想法很支持，因为他也不忍心看到我们母子如此这般地煎熬下去。

　　这个时候，齐齐的人生道路中出现了一位很重要的人，也是我的另一位老师——刘弘白①博士。从刘博士的教育理念来看，要把每个孩子都当成是不同的个体，不要给孩子们贴上学习障碍、自闭症、语言迟缓之类的标签，每一个孩子都有他成长的规律，所谓"有教无类"，根据孩子们的特质以及目前的能力状况，设计适合他们的教学内容是最为重要的。另外，与其他专家不同的是，刘博士并不提倡一味地内容输入，认为提升孩子的学习能力是当务之急。

　　第一次听刘博士讲课，说实话，我当时真的不太明白他所说的如何去提升孩子学习能力这句话的含义。让我印象深刻的是，他在黑板上写下了一个大大的"人"字。就是说，不管什么样的孩子，都是一个人，自闭虽然影响了他们的社会交往，所有孩子的成长都是有规律可循的。我们不能因为孩子自闭了，就忽视对孩子的教育，在不断地求医问药中耽误孩子成长的时机，错失学习良机。

　　这样的理念，让我感觉颇为新鲜，也让我的视野不再只局限于

---

①　刘弘白：美国圣名学院特殊教育硕士，美国林肯大学教育博士，刘氏儿童发展中心创办人。年少时曾受学习障碍困扰，大学毕业后担任中学教师，其间发现许多儿童有学习障碍，却没有适当的方法加以改善，遂于1975年赴美国专攻学习障碍，学成后设立儿童发展研究中心，创设以"视、听、动"为核心的特殊教育方法，帮助有学习障碍和自闭症的儿童提高学习能力。

寻找如何训练自闭儿的方法。我开始更多地去了解普通孩子是如何成长、发育的，他们的教育方法是什么，是不是也有值得我们可以学习的地方。我发现应该使用一种更自然、更有效的方法去帮助我们的孩子。我很自然地想要将刘博士的教育方法引入到我的机构之中，很庆幸的是，刘博士愿意帮助孩子们去成长和改变。

机构一开张，就有孩子来报名。在第一批老师的辛勤劳动下，三个月后，好几个孩子都明显有了进步，行为改善了、语言丰富了、理解能力提升了。与此同时，我的孩子却没有什么动静，他的变化似乎真的不是很大。这个时候，齐齐已经快五岁了，虽然他有语言，但是目光对视很少，行为能力只相当于三岁的水平，理解力也很差，加上他好动、不理人，自闭特质依然明显。

我一面学习教育方法，一面静静等待孩子的改变。看到其他孩子的进步，我对自己孩子的改变始终抱有信心。

直到有一天，我如往常般带着齐齐去机构上班。当然，我上班，他上课。走到江宁路普陀医院门口的时候，那里有一个19路电车终点站，齐齐突然开口问我："妈妈，为什么19路车上是有辫子的？"我很惊讶，要知道一个自闭症的孩子是很难学会问"为什么"的。我故作镇定地回答了他的提问，但内心却体会到从未有过的喜悦，虽然这时孩子已经六岁半了。

似乎所有自闭儿的父母都会在某一个阶段出现迷茫而不知所措的情况，虽然境遇不同，但心情是同样的。因为对于自闭儿的康复与干预，依然是"仁者见仁，智者见智"，没有一定的标准可循。重

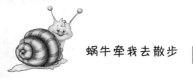

要的是从现在就开始，不要等待，马上对孩子进行干预，越早进行，孩子的未来才越有希望。从另一方面来说，即使是普通的孩子，也会因为能力发展晚了，和同龄的孩子产生差距，所以进行特殊教育对孩子有益无害。

更为重要的是，父母任何时候都要相信自己的孩子，相信他一定可以进步。前两年风靡一时的《秘密》一书中所揭秘的吸引力法则，听起来很神秘，但其实未必全无道理。从能量的角度而言，内心强大会产生正向能量，可以使事物朝自己想要的方向发展；从精神的角度而言，信心对于每一个家庭和孩子都极其重要。

当我们找到一个正确的教育方法时，要耐心等待效果的呈现，因为每一个孩子的成长都不尽相同，特别是对于自闭儿，更要有耐心。只有我们跟随孩子的步伐，遵循孩子成长的规律，当所有的能量积累到一定程度的时候，孩子的表现才会发生质的飞跃。

我很感激一路走来碰到的所有医生、专家和老师，齐齐能有今天的进步，离不开他们每一个人的帮助。但是，现在回过头去想一想，有些方法并不是最有效的，甚至走了一些弯路。关键在于我们总想着改变孩子的行为，在治疗的时候，就会忘记一个孩子是如何成长的。不管是什么样的孩子，他们的目标只有一个，就是继续成长。当我们回归到成长的主线，关注孩子的内在能力，就可以心无旁骛地帮助孩子一路成长起来。

近代最有名的儿童心理学家让·皮亚杰 ① 将儿童发展分为感觉运动、前运算、具体运算和形式运算四个阶段。

第一阶段为感觉运动阶段（Sensorimotor，0～2岁）。这一阶段的儿童主要依靠感觉来获取经验，1岁时已具有物体恒存的概念，主要以感觉动作发挥图式功能。这一阶段是思维的萌芽期，决定未来心理演进的整个过程。

第二阶段为前运算阶段（Pre-operational，2～7岁）。此时，儿童已经能使用语言及符号等描述外在事物，具备推理能力，但不一定符合逻辑，缺乏可逆性，以自我为中心，主要表现在儿童的延缓模仿、想象或游戏等方面。

第三阶段是具体运算阶段（Concrete Operational，7～11岁）。

---

① 让·皮亚杰（Jean Piaget）：瑞士心理学家，发生认知论创始人。他先是一位生物学家，之后成为发生认知论的哲学家，更是一位以研究儿童心理学著称的发展心理学家。他的认知发生理论成为这个学科的典范。

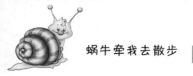

这时候的儿童已经了解水平线的概念，具备一般的逻辑结构，能通过操作具体物品来协助思考。

第四阶段为形式运算阶段（Formal Operational，11～16岁）。儿童开始学会类推，能进行逻辑思维和抽象思维。

皮亚杰在从事智力测验的研究过程中发现，虽然儿童成长存在着个体差异，但他们对世界的了解都遵从同一个发展顺序，在认知过程中犯同类错误，得出同样的结论。年幼的儿童不仅比年长的儿童或成人"笨"，而且他们是以完全不同的思考方式进行思维的。在每一个阶段，儿童的思维方式会出现质的不同，而不仅仅是量的区别。

如果我们不从行为角度和缺失的社交部分来看自闭儿，单纯只考虑他们的认知过程，不难发现，自闭儿有一个被极度延长了的学习经历，而且还是在父母、老师长期孜孜不倦地训练之下。就好比让孩子学会自己吃饭一样，这对普通孩子来说是很简单的一件事情，也许几天就学会了，家长可能根本就看不到他具体是如何习得这一技能的，而我们的孩子，可能要先从握勺子开始，然后把勺子放进嘴里，之后是自己舀一口饭，等到把这几个步骤连接起来，可能是几个月，也有可能是好几年，才最终学会自己吃饭。我们在教育自闭儿的过程之中，的确可以看到孩子们在慢慢进步，似乎也看到了普通孩子的成长过程。

刘弘白博士对于学习能力的研究，则是把儿童通过感知觉途径学习的过程梳理得更加清晰、简单、明了。首先是感觉运动能力，这仍然沿用了皮亚杰的 Sensorimotor 这个词，但是刘博士的研究把这一能力对于孩子的影响扩大到 7～8 岁。孩子们在用身体探索这个世界的同时，接受各种不同的刺激，慢慢内化成自我经验，行为慢慢趋于成熟，所以小孩子好动坐不住，而大孩子因为感觉运动能力的发展而变得安静下来。感觉运动能力更是智慧的源动力。孩子在游戏、玩耍和运动当中，充分刺激大脑的成长，对于孩子的语言能力和空间、时间的感知能力，有着重要影响。

我们中国人所谓的"聪明"，其实即是"耳聪目明"的意思。人类通过感官学习的两个最大途径无外乎是眼睛和耳朵。

语言的发展和听知觉能力有着密不可分的关系。听是说话的基础，听多长才能说多长，孩子一句话能说几个字，取决于他能听下来几个字。婴儿期的语言学习主要是跟着大人们仿说，孩子们通常先学会跟着说"妈""妈妈"，然后才会说"妈妈，我要"，随着年龄增大，逐渐能把一句话说得更完整——"妈妈，我要吃糖糖"。这和孩子的听觉记忆广度有着重要关系。设想孩子在幼儿园里听老师讲故事，老师的每一句话都有十个字左右，而孩子只能记住五六个字，那老师讲的是什么，孩子就记不全，自然也没有办法理解了。

眼睛对一个孩子智慧和思维的发展就更为重要。对于学龄前的孩子而言，视知觉能力和理解能力、动手能力有着更为重要的关系。当我们命名一个东西叫"花"的时候，hua 只是一个音，没有任何实际意义，只有通过眼睛看了以后（有时候还需要用嗅觉闻到香味，但主要是通过眼睛），才能把"花"的形象抽象出来，"花"才具有

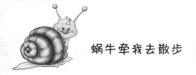
一定的意义。我们常说的手眼协调，很明显也和眼睛有关。对于学龄后的孩子来说，写字时对字形与笔画的记忆以及数量概念"到底有几个"的形成，和视觉的辨识能力与记忆能力有着密切关系。从更深层次来说，视知觉能力还会影响到孩子的整理与条理能力，甚至是逻辑思维能力。

由此可见，刘博士用"视、听、动"这三大能力来解释孩子的说、写、读、算和阅读等学习能力的形成，不无道理。

按照刘博士的理论，那自闭儿岂不是也在用身体和动作探索这个世界，用眼睛看、耳朵听、鼻子闻、嘴巴尝……和普通孩子相比，自闭儿学习的最大困难在哪里呢？

八年来，我接触了几千个患有自闭症以及发育障碍的孩子，虽然他们的表现都各不相同，程度上更是有极大的差异。通过对他们的观察，我发现这些孩子通常在某些感知觉上存在异常。很多自闭儿特别迷恋视觉刺激，喜欢看光线、闪烁的物体，或者斜眼看东西等；有的则表现出对声音的敏感，比如能听到很轻的声音，或是很害怕鞭炮声；有的在触觉上和他人不同，如不喜欢被拥抱，不能接受新衣服带来的僵硬感；等等。

我曾听过这样一个假设，认为自闭儿最大的问题是源于在信息接受时出现差错。

在我们生活的环境之中，同一时刻会接受各种不同的信息，包括听觉、视觉、嗅觉、触觉等。这样的信息来源数量惊人，可能有成千上万种。对于一个健康的人来说，他可以很自然地过滤掉一些无关紧要的信息，只关注自己目前正在进行的事情。打一个比方，一个正常的学生坐在教室里上课，他可以专注于老师的讲课及黑板上的板书，会自然忽略掉窗外操场上的跑步声、风声、空气中弥漫的味道，甚至是同桌做的小动作以及其他一些无关紧要的信息源。我们的孩子则不会，在同一时间接触到大量的信息后，他们无法区分开，只能一并接受，所以他们就似乎生活在一个混沌的世界里，最后变得把自己也封闭起来了，学习自然也受到了阻碍。我想这也许就是他们无法或很难与人进行社交的一个原因吧。

我们要做的并不是去"治疗"自闭儿。其实，他们和普通孩子是一样的，有不同的特质，不同年龄段也需要不一样的学习能力，让他们一路成长，学会说话、理解、做手工、画图……到了上学年龄，也能如普通孩子那样识字、看书、做数学题，但是，他们和普通孩子的学习过程却不尽相同。当然我们不能因为他们有社交困难，就放弃对他们的教育和帮助。作为父母、老师，我们面对的挑战是如何打破这一层"壳"，让自闭儿学得进去。

对于教育而言，最大的难度是要切实了解孩子的能力水平，设计适合孩子个体的教学内容及用孩子能接受的方式进行教学。对于普通孩子是如此，对于自闭儿就更须如此了。简单地说，教学目标的设定必须是让孩子花一点点努力就能学会的。目标设立得太高，孩子学不会，自然没兴趣，思想无法集中；太简单，就不存在提高和学习，只能原地踏步。设立合适的教学目标，抓住孩子的"最近发展区"，同样是自闭儿教学的重点。

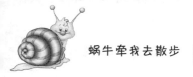
在教育自闭儿的过程中，我们首先要为他们单独设计教学环境，给予他们必要的帮助。干扰是造成自闭儿无法学习的最大原因。我们在设计教学环境的时候，尽量把一些无关紧要的信息先过滤掉。这里所说的信息主要分有形和无形两种。有形的信息，比如说课桌上学习用品的摆放、教室的布置、教育内容的展示，这些都必须简单、直截了当，突现重点；而无形的信息则是指老师布置的教学内容必须单一化，指令要清楚简洁、完成的步骤要很清晰。

其次，父母或老师要善于抓住孩子某一瞬间的注意力。自闭儿注意力不容易集中，多动坐不住，不过他们有一个很明显的特征：我们常常会花很多时间重复在同一个教学内容上，但是孩子一直学不会，可忽然有一次，孩子看了一眼就学会了，之后一辈子都不会忘记，所以如何吸引孩子的注意力，利用他一秒钟的眼神是非常重要的。

还有，也是非常关键的一点，自闭儿的学习必须要分成很多小步骤进行。他们的思维比较直接，无法一下子学会较复杂的技能，这个时候，老师必须把一件复杂的任务分成多个小步骤，他们才可能学会。

如果在一个普通学校的教室里有一个自闭儿，即便这个孩子在学习和行为上没有太大的问题，但作为教导者的老师，还是需要给这个孩子一些"特殊"照顾，如把他的座位安排得比较靠前，方便老师随时指点。上课的时候，老师通常会说"小朋友，把语文书拿出来，我们今天学习第一课"这样的话，如果班上有自闭儿或学习存在障碍的孩子，老师可能就需要说得更详尽一些，如"把书包打开""拿出语文书，放到课桌上""把书翻到第一页""我们看第一课"……甚至还要用手辅助孩子拿出书本，指出今天学习的内容。其实，这种教导并不是自闭儿才有的需求，一些发展落后的孩子可能也需要老师耐心帮忙。

最后，就是我们要慢慢等待孩子的成长，当学习的量积累到一定的程度时，才会看到孩子质的变化。等待自闭儿的成长，对于我们来说，是一辈子的功课。

自闭儿的路能走多远？我说不好，但我觉得有一句话说得很有道理：很多事，不是因为有希望才坚持，而是因为坚持了才有希望。

很多时候，家长们看到自闭儿不理人、不看人，没有学习能力，就放弃了对孩子的教育。就像前些天，有一个孩子的爸爸对我说："陈老师，我的孩子实在没有任何能力，他无法接受任何教育，所以我要把他带回去治疗，等他有一点点能力的时候，我再带他回来，你帮我教育他吧。"我不知道这个爸爸要多久才能回头，但是我知道，因为这个爸爸的无知，孩子宝贵的成长机会与受教育的权利就这样被耽搁了。他并非不爱孩子，只是他不明白，自闭儿和其他孩子一样，需要从小接受教育，自闭儿同样有受教育的权利。

和普通孩子来比，我们的孩子需要更具个性化和针对性的教育计划。自闭儿的教育希望并不是在"治愈"，而是需要我们更多地帮助他们去克服障碍，让孩子能一点一滴地成长起来，更好地了解这个世界，明白更多的道理。

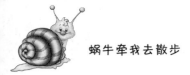

有一天，齐齐跑到办公室里告诉我说："涛涛把旺旺仙贝扔进马桶里了。这是不是自闭症？"随后又问我："妈妈，我是不是有自闭症？"我告诉他："以前可能有，但现在你已经不是了。"虽然我心里知道自闭是不治的，齐齐仍然还带着明显的自闭痕迹，但是现在他的理解认知水平已经达到了开始探索自闭对自己和其他孩子所造成的困扰，相信他已经有一定的力量来和我一起对抗这一病症了。

 本章提示与建议

1. 自闭症的孩子，首先是孩子，是一个人！我们不要轻易认为他们一辈子无法造就了，他们只是和普通人有些"不一样"而已。我们要对孩子充满信心，坚持让孩子接受康复训练与特殊教育，相信孩子一定能够进步。

2. 自闭儿的步伐虽然如此之慢，但作为家长要学会等待，相信"不是有希望才坚持，而是因为坚持才会有希望"，在和孩子一起成长进步的过程中，等待孩子发生质的变化。

3. 对自闭儿的特殊教育要以普通儿童的成长作为参考，而不能仅是针对病症。在参照普通儿童成长的过程之中，把教学内容分成小步骤、用自闭儿能理解的方式去教学、为孩子布置合适的环境等，都是帮助自闭儿学习的好方法。

第3章

孩子，你慢慢来

父母最初觉得孩子有异常的时候，往往是因为发现孩子不配合、不爱说话。在进入自闭儿的世界之前，我们先要让他们变得配合起来，愿意开始学我们说话。

　　当然，自闭儿的问题绝对不是"配合"和"说话"这样简单，但也不像有些人所认为的，自闭儿是绝对无法配合或很难学会说话的。

第1节　掌握自闭儿的律动

政政来中心上课的时候已经过了三周岁，之前他还进行过八个月的感统训练，但似乎没有任何进展。他不仅没有任何语言，配合能力也很差，而且他还是一个脾气很倔的孩子，总是在运动教室里东冲西撞，一旦老师拉他做了他不愿意做的事情，他就开始发脾气，或是倒在地上，或是哭闹。

政政85%的特征都和自闭症对上了号。他妈妈当时也认为他就是一个很典型的自闭儿，因为医院的检查结果是重度自闭症，而前期训练失误又让政政的父母很沮丧。他们不知道怎样去帮助政政。

政政就像一个年幼的婴儿，每天来到中心后，总是爱在运动教室里跑来跑去，撞来撞去，用这样的形式去探索他未知的世界，有时候还会发出哼哼哈哈的声音。老师跟着政政跑东跑西，看看政政到底会对什么感兴趣。

政政在平衡木上走一下，然后又跑到蹦床上跳一下，不一会儿又跑去抱球，但是没多久，他便对这些都没了兴趣，眼睛东张西望，小手指指点点。老师把他拉回来，走到平衡木上面，一边让他走，

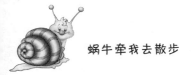
一边夸奖他："政政真棒！"走了两圈，看到政政又开始哼哼哈哈，知道他已经没有耐心再继续走下去了，于是赶快说："政政好棒，去荡秋千吧！"政政刚好想离开，听到老师这样说，马上离开平衡木，向秋千走去。

老师在政政还没有对某一项运动失去兴趣之前，便立刻挑选了另一项政政比较喜欢的运动让他去做，虽然从某种程度上说，是老师在迎合政政去做一些他比较喜欢的动作，但我们可以看到，政政的确是在老师的指令之下完成动作，而且那些动作又恰恰是他基本上不用费很多力气就能够完成的。在这样的循环往复之中，政政和老师开始建立起初步的配合。

等政政荡了几下秋千，老师又拉着他走向平衡木："政政，你现在要走完三圈，才可以去荡秋千。"政政似懂非懂。老师在一边数着"一圈""两圈"，并且不断鼓励他："加油政政！"政政开始有一点点不耐烦，老师便走上去拉住他的手，尽量把他固定在平衡木上走完最后一圈。政政这次比上一次多走了一圈，"政政好厉害，去荡秋千吧！"政政很快又跑到秋千上荡起来。

很多自闭儿都和政政一样，来到一个陌生的环境里，对任何事物都是一瞥而过，这里碰一下，那里撞一下，你永远都抓不住他。不过，在这样的碰触之中，我相信他们是在用自己的方式感知这个世界。

因此，我们的做法也不像 ABA 那样，一定要让孩子固定在某个位置，利用条件反射，辅助加强化要求孩子完成某一项指令。因为我认为孩子本身有着自己的天性和兴趣，而他的行为，他对于事物的反应，无不体现出他的能力与自我感受，所以我先让老师观察孩子，看孩子能够做什么，也许只是跳一下，也许只是摸一下球，甚至只是去荡一下秋千或摇一下木马。这便是我们走进自闭儿世界的一个切入点。

作为教导者，利用这样的切入点迎合孩子的感受，让他们做一些简单动作，并且逐渐增加这个动作的数量，在孩子完成动作以及老师对于孩子的鼓励中，双方初步建立起一种配合。这种配合可能会比传统意义上的回合式更加符合孩子的特点。因为这些配合首先是建立在孩子力所能及的任务上面，不会引起孩子的排斥；其次，这样建立起来的配合显得更有温情，双方所表现出来的关系也更加自然。在这样的游戏与互动中，老师和孩子之间的情感也得以交流、融入。

当然，在某些时候，我们的老师也会使用一些强化物，比如食物或者玩具，有时也可能是一个拥抱，等等。总之，凡是孩子们喜欢的东西，都可以成为强化物。

我印象比较深刻的是另一个孩子，大约三四岁的年龄，什么也不懂。第一天来上课，从走进中心开始，他就一直不停地哭，还用头撞墙。庆幸的是，他个子不算很大，我可以抱住他，让他不至于受伤。我把他拉向平衡木，他不愿意走；拉向小摇马，他甚至都不愿意坐在上面；秋千也是荡一荡就下来了。花了很大力气，我始终

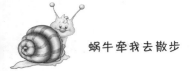

没有和他配合起来，只能把他放下来，看他在运动教室里边跑边哭。当时，我心里一直在想：该怎么办呢？

静下心来，我看他的表现实在不像是一个三四岁的幼儿，他的哭声和跑动的情况，怎么看都像是个一岁左右的婴孩。我在思路上并没有把他当成一个不正常的自闭儿，而是把他看成一个更小的孩子。婴儿需要什么呢？当然是妈妈的拥抱和逗弄。

他还在哭，我开始强硬地把他抱起来，当然他并不是很适应。我知道有的自闭儿在触觉上会有不同的感受，于是我调整姿势，开始摇动他，让他用不同的姿势去感受不同的刺激，就好像父母哄逗啼哭的婴儿一样。最后我把他背在肩上，他开始停止哭泣，似乎很享受这样的感觉。

于是我把他放下来，放在平衡木的一头，走到离他大约三四步的距离，我背对着他，说："走过来，背背。"起初他并不理解我的意思，我只好拉着他的手，走向平衡木的另一边，然后慢慢放开他："过来，背背。"如此往复几次，他开始慢慢走向我，一旦他的身体碰到了我，我立即把他背起来，边背边摇，嘴里还表扬他："真棒！"在这个过程之中，他的情绪逐渐稳定，也慢慢和我配合起来。

最难配合的就是那些有自伤或他伤行为的孩子，浩浩刚来的时候就是这样。老师带他去做一些简单的运动，比如走平衡木或溜滑梯，他最初还有点兴趣，但做了几个之后，就不愿意了，然后开始摇晃身体、抓自己的耳朵，大哭起来……这个时候，最重要的事情是保护孩子的安全。我们可以想一些替代的办法，如让孩子手里抓一个按摩球或一块手帕之类的小物品，当孩子手里有东西的时候，就不容易去伤害自己，老师也更能容易控制住孩子。

对于有攻击行为的孩子，我们往往是防不胜防，特殊教育老师被学生抓伤、咬伤是常事，所以老师必须充分了解学生的情况。有些自闭儿很喜欢那种发亮的东西，当他们看到老师戴着漂亮的耳环或留着长头发，突然就会伸手去抓；或是无法表达自己需求或想法的时候，也会突然抓人或咬人。老师对学生的情况越了解，就越能避免类似的情况发生。最佳防范是在行为问题还没有出现之前，就把它"扼杀在摇篮里"。关于孩子出现的行为问题，我在后面的章节里会做详细解读，此处就不一一赘述。

由于孩子发育迟缓，而且又存在无法沟通的情况，父母很容易有意或无意地把孩子当成婴儿，任何事情都替孩子包办了，不给他们机会，导致孩子失去了掌握生活技能的能力。有的孩子已经很大了，可还在喝奶瓶，或者还有大人喂饭，走到哪儿都被父母抱在手里，等等。

过犹不及。有的父母学习了 ABA 行为干预技术以后，强迫性地让孩子坐下来进行一些训练，就算孩子哭，也必须坚持去做。自闭儿往往很刻板，在长期强制性训练之下，孩子也许是配合了，但这样的学习形式本身并不符合孩子的发展规律。在这种习惯性条件反射的刺激下，他们不仅无法真正提升自我能力，还有可能造成心理伤害，学习效果自然可想而知。

由此可见，父母要尽可能详尽地了解孩子的能力状况、性格习惯，挑选孩子会做的项目为切入点进入，这样孩子比较有成就感，也更容易配合。学习的内容要相对简单、单一，我们要帮助孩子过滤掉一些无关的信息，比如桌面上的摆放要相对整洁，给孩子的指令要简单明确。另外，最重要的是知道孩子喜欢什么，不喜欢什么，尽量做到投其所好。充分估计可能会出现的状况，提前做好所有的准备工作，一步一步，慢慢让孩子和老师、父母自然而然地配合起来，才算进入真正的教学阶段。

第2节 教会孩子"仿说"

自闭儿既不是聋子，也不是哑巴，他们中的绝大多数人都是能够学会发音、开口说话的。就像当年，虽然我对自闭儿的世界是那样无知，但总有一个信念支撑我坚持下去——他一定会讲话的。

大部分自闭儿如同齐齐一样，是因为早期没有语言而引起父母或老师重视的。当这些孩子来中心上课的时候，父母对他们最初的意愿一定是让他们尽快开口说话。

如何让自闭儿开口说话呢？对于这个问题，我不从自闭儿的大脑在语言功能上存在的缺陷去思考，我考虑更多的是普通儿童小时候是怎样学习语言的。

最初呈现在我们眼前的通常是这样一幅画面：孩子躺在婴儿床上，大人手里拿着颜色鲜艳且能发出声响的玩具，对着孩子不停地呼唤"宝宝、宝宝"，当孩子的眼睛朝向大人时，大人往往会示范一个很夸张的嘴型"妈——妈——"。婴儿床上的孩子也许只是望着大人笑一笑，也许只不过看了一眼便转向别处去了，可大人们并不气馁，仍然笑嘻嘻地朝着孩子，继续示范"妈——妈——"。这

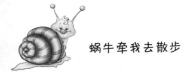

样一遍又一遍，直到某一天，孩子开始张开小嘴，无声地模拟口型"妈——妈——"。大人便会欣喜若狂："看看，他开始跟着我说话了哦。"

婴儿最初对语言的学习源于听的刺激，听是说的基础。这里的"说"，并不包括理解，只限于语言符号。要学习说话，必须听得足够多，才能说出来。

在成长的过程中，婴儿会咿咿呀呀地发出一些声音，在成人不断地刺激下，这些声音可以和某些事物产生联系的时候，婴儿就会开口说出第一个单词。也许是"妈妈"，也许是"爸爸"，还有可能是"婆婆"或"阿姨"。婴儿听到频率最多的音，通常是他开口仿说的第一个字。

自闭儿学习语言的过程同样如此。我们不能因为自闭儿不与人交流，就剥夺他们学习的机会，虽然他们有的已经三四岁甚至更大。在我看来，他们就像是一个还在牙牙学语的婴儿。

每次讲到这儿，就会有家长问我，是不是要对孩子不停地进行语言刺激。也有家长向我抱怨，自己每天都对孩子说个不停，可孩子就是不跟说，即便自己说得喉咙痛、嗓子哑也没用。

之所以会这样，原因有二：一是限于孩子本身的特质，自闭儿用眼睛看的时间比较多，喜欢东张西望。他们会比较多地寻找视觉上的感受，而忽略了对于"听语"，即耳朵功能的使用。不过他们的视知觉功能并没有变强大，只是以一种幼稚的方式，单纯使用眼睛来寻求感官的刺激。二是在对孩子进行语言刺激时，许多家长都很容易进入一个误区：看到花说花，看到树说树，没有固定某一个单音或叠字。自闭儿通常很难记下那么多的音，所以虽然家长说了很多，但基本上没什么作用。

因此，我们在教自闭儿发音的时候，可以先选择孩子们常常无意识发得最多的那个单音来突破，如 ma 或 ba。当孩子在无意识发音的时候，老师便会跟着孩子去发音，并故意在孩子面前做夸张的口型。有时孩子注意到老师在和他发同样的音，就会停下来，转而模仿老师的发音。

另一种做法是利用孩子喜欢的东西做强化，在情境之中，让孩子跟说"好"或"要"。当然在孩子还不能说的时候，老师并不急于他能跟说，而是在边上不停地说"好、好、好"或"要、要、要"，在这样的过程之中，强化孩子听这个字音。

除了听的刺激，另一个很重要的准备工作是发音器官要互相配合。很多自闭儿都存在口腔敏感的问题，有的脸部肌肉比较松，有的舌头不是很灵活。我也看到过有的孩子气息发不出来，虽然会说话，但声音都是从喉咙里出来，所以说话的时候很累，而且还不清晰。

遇到这种情况，很多家长会带孩子去做一些口腔按摩或口部肌肉练习，如吹泡泡、吹纸片、吹喇叭等。这样做当然是可以的，但在真正解决自闭儿发音的问题上，有时可能会事倍功半。

还有一些家长会带着孩子去做所谓的语言训练。这些孩子在老师的辅助下，通过按嘴型或使用一些辅具，会发出一些复杂的音，

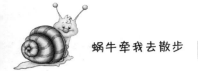

如"你好""草莓"等，但要孩子自己跟说，哪怕只是"妈妈"或"抱抱"这样简单的叠音，也做不到。这是因为孩子对于自己口部的小肌肉没有控制能力。

口部的肌肉群，包括唇、舌、齿、口腔肌肉，都属于小肌肉。口部的小肌肉群要快速发展，必须依靠身体大肌肉的发展来带动。因此，在教自闭儿发音时，我都是先从锻炼大肌肉的动作开始，其中跑跳、摆荡、俯冲和翻滚都是有利于语言发展的运动。

过了两个星期左右，政政已经可以在老师的指令下做一些简单的运动了，如跳床、走平衡木、荡秋千、翻跟头、丢接球等。他的情绪也渐渐稳定，愿意来中心和老师一起做游戏，当然每次老师都会为他准备一些小食品。接下来就是要解决政政开口发音的问题了。

不过，老师并不急于让政政去发音，而是仍然带着他在运动教室里玩。但这个时候的玩和之前的配合有了很大区别，老师会有针对性地找一些动作让政政去做，并且逐渐增加运动量，如跳床、荡秋千、握单杠摆荡、前翻……政政胖胖的身体略显笨重，但是在老师的引导下，他的动作逐渐开始灵活起来，也能保证一定的运动量。运动刺激了政政脑部前庭的发育，同时锻炼了口部的发音器官，有了保证说话的"气"。

政政慢慢有了一些无意识的发音，如说"mama"，老师观察到之后，便开始不断地在政政耳边重复。偶尔政政会做出一些口型，还有一些类似的、不清晰的音发出来。后来终于有一天，政政在无意识之中清楚地发出了"mama"这个音，老师抓住这个机会，反复强化，让政政学会仿说"妈妈"。下午妈妈来接政政时，终于听到了这一声迟到的"妈妈"。

虽然政政目前仍处于鹦鹉学舌的仿说阶段，但是对于一个快满四周岁的自闭儿来说，这一声"妈妈"背后，包含了多少艰辛和泪水。记得当年，我也曾经因为孩子不会说话而伤透了脑筋，并且为此长了人生第一根白头发。

我们寻求孩子不会发音的原因时，一般从以下三方面来看：

第一，配合问题。孩子们还没有和老师或家长建立起配合的时候，他们能否听从简单的指令去做一些事情，如坐下、拿东西、起来、过来等。如果孩子在大动作上也无法和老师进行配合，我们是不能够期待他会在语言上有配合的。

第二，运动量是不是足够多。严格地说，配合能力也应该包括在运动能力之中，因为大动作的配合，反映了孩子感觉动作的能力。孩子在充足运动之后，有没有具备可以发音的生理条件，这点非常关键。

最近，中心来了一个叫婕婕的漂亮女孩，听话而乖巧。当老师教她发"好"的音时，她会很注意地看着老师的嘴巴，模仿"hao"的口型，只是没有任何声音。老师给婕婕安排了充足的运动，如从高处往下跳、前翻、荡秋千、单杠摆荡、跳床……大约两三个月以后，婕婕再看着老师的时候，就能发出"好"的音了。

第三，听语的刺激是否足够多。听是说的基础，听个够，才能说。我前面也讲到过，自闭儿的视觉很强，当他们用眼睛观察比较

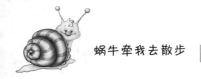

多的时候，就会懒得去用耳朵听，好像耳朵关闭了一样。很多自闭儿在听觉方面存在异常，在声音的世界里，他们是一片混沌，而老师要做的就是帮他们去调理，一个音一个音地重点攻破。

磊磊就是这种类型的自闭儿，眼睛用得多，也有一定的理解能力，可以指着图片说出物品的名称，着急的时候，还会说出"不要""让开"这样的词，但当老师要求他仿说的时候，他就只是望着老师，不知道如何张口。碰到这样的孩子，老师通常都会很焦急。

实际上，这时候我们一定要沉得住气，因为孩子有偶发性的语言，就表明他一定会开口说话，只是时间早晚的问题。老师可以从以上这三个方面来考虑，看看是不是有哪一方面的量还做得不够。还有就是在孩子有需求的时候，一定要引导他去表达，如要吃零食、上厕所、做喜欢的运动时，老师可以引导他仿说"要"的音。甚至，老师也可以适当地"逼"一下孩子，当然要在孩子对这件事没有完全失去兴趣之前。如果孩子转过身，对老师手里的强化物已经失去了兴趣，那这样的教学就是失败的。

老师仔细分析磊磊的情况后，有针对性地调整了教学方法。果然，过了几个月，磊磊就会仿说了，而且一下子能够说三四个字的词语或词组，这可乐坏了老师，也让我们相信坚持就一定会有成果。

在开口发出第一个音之后，有的自闭儿很快就能学会说更长的词语或词组，会仿说的话也越来越多，但并不是所有的孩子都能够如此顺利。有的孩子在发出"好"的音之后，就算是要拓展到"抱"，也会花费相当长的时间；有的孩子发音很不清晰，或者声音很小很轻，或者用气声说话。总之，孩子们会有不同的表现，而对于不同的孩子，我们要做的就是选择适合他的不同的教学方法和内容。

对于发音拓展困难的孩子，老师可以抓住孩子会发的那几个音，也许就是一个或两个，在不断地重复练习这一两个音的过程中，让孩子去尝试发一个近似的音。我们中心的张老师曾经让一个孩子先学会了发"乌鸦"这个词，而不像别的孩子，先学会的是"妈妈""爸爸"。因为张老师仔细观察后，发现这个孩子发"W"音比别的音更容易，所以他就选择了让孩子先发"乌鸦"这个词，没想到孩子一下子就学会了。

发音的清晰度通常和发音器的小肌肉有关，对于发音不清楚的孩子，解决的方法往往是先进行大运动的练习，可以多做一些单杠摆荡、推小车、前翻这样的运动；如果存在音量过大或过小、气息不足的问题，可以做跳床和单杠摆荡之类的运动，另外家长还可以带着孩子做大空间的跑步，以增加孩子的肺活量。

我们在观察孩子说话时，往往仅止于孩子的外在表现，如发音是不是清楚、声音是不是响亮、说话是不是有一定的长度，而对于孩子为什么能说得够长、够清楚，有时可能不太注意。其实，如同之前所提到的"听是说的基础"，这里还有一条原则，叫做"听多长，才能说多长"。

婴儿在学说话的过程之中，通常会先说"妈"，然后是"妈妈""妈妈抱""妈妈抱我"……最后才学会说"妈妈抱我去吃肯德

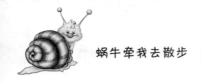

基"。自闭儿也是一样。

当孩子在瞬间听到的句子长度，即所谓的听觉记忆广度足够长时，他才有可能说出同样长的语句来，而且听觉广度还决定了孩子有没有倾听的能力。比如，很多孩子在听老师讲故事时，听着听着就会站起来走动，或自己玩自己的。为什么？因为一般来说，中国人讲话断句在十个字左右，而当我们孩子的听觉广度未达到这个水平时，无法把老师说的内容全部听下来，也就无从谈理解，自然就会因听不下去而起来走动了。我们在描述自闭儿的表现时，首先要考虑的是，产生这种行为的原因是什么，切不要把所有的问题都归结在自闭是一种障碍上。

通过观察，老师发现政政有一个很多自闭儿在小时候都有的特征，即对字特别感兴趣，而且很喜欢图卡。于是以后每次要运动的时候，老师总会带着几张大图卡到运动教室，只要政政完成一项任务，就给他看一张他喜欢的图卡，慢慢地，强化物就从零食转到了图卡上面。当政政休息的时候，老师也会拿出图卡来，除了让他看，还一直不停地对他讲解图卡的内容。

老师给政政看的图卡一般都是实物照片，色彩很鲜艳，就是书店里卖的零岁宝宝卡，从发展的角度来看，政政似乎就是处于这样一种状态。过了几个星期，政政开始学会指认图卡上的内容，而且他特别喜欢大人们给他读对应的物品名称。

政政是很典型的视觉型自闭儿，老师正是利用他的这种特质，通过图卡抓住他的注意力，继而进行语言教学。像政政这样的孩子，我们很难让他关注我们发音。找到他所关心的，利用他的特点来达到教学目标，即在不断地运动和看图卡的过程中，刺激他的听语，是老师常用的一种方法。在视觉和语言的同步刺激下，政政开始明白每一样物体都可以用一种声音符号来表示，他就会很喜欢听大人去读那些图卡，渐渐转向对声音产生感觉。没多久，政政就可以自己说出一些图卡的内容了，比如"苹果""香蕉""小猫"等。

当孩子们可以发出许多不同的音以及说出两三个字的句子时，老师就会用不同的方式去刺激孩子的听觉记忆能力，并不断增加句长。

在中心二楼的运动教室里面，老师除了引导孩子们做各种各样的运动之外，还会不停地对着孩子唱儿歌、念童谣、三字经、唐诗等。老师会让孩子们跟着她一句一句地仿说，比如"小白兔，白又白，两只耳朵竖起来，爱吃萝卜爱吃菜，蹦蹦跳跳真可爱……"孩子们在不断接受语言刺激以及跟说训练的过程中，慢慢就把这些儿歌、童谣背诵了下来。根据孩子的接受情况，老师会选择不同字数长度的内容，随着字数不断增长，孩子的听觉记忆广度不知不觉中就增加了。

老师们常常会用一种简单易行的方法来测验孩子的听觉记忆广度，即让孩子跟着仿说数字符串。如果孩子能够跟着老师说出"357"，就意味他大约可以仿说5～6个字的短句了。数字符串很随机，没有任何意义，是目前测验孩子瞬间听觉记忆广度最为准确的方式。有时候在运动的间隙，或是在楼梯上，我们往往可以听到老

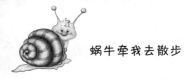
师在教孩子说一些数字符串。数字符串的长度每增加一个，即表明孩子的听觉记忆广度又增加了一岁。

语言开发越早越好。在我的经验里，如果过了八岁以后，孩子还没有开口，就可能会终生无语。值得庆幸的是，随着自闭症知识的宣传和普及，越来越多的自闭儿或存在发育障碍的孩子，在很小的时候便可以被筛查出来，从而及时接受特殊教育。

 本章提示与建议

1. 自闭儿的语言教学要先从配合开始。观察孩子的特质、利用孩子的喜爱投其所好，是建立配合的第一步。

2. 感觉动作能力的进步不仅有助于孩子和老师很好地配合起来，还可以利用大肌肉带动小肌肉，从而锻炼孩子的口部肌肉，并且增加发音所需要的"气"。

3. 听是说的基础，增强听语刺激是发音的前提。老师要学会抓住孩子瞬间的注意力，先从一个字的发音开始，慢慢增加语言长度。

4. 利用自闭儿的视觉优势，使用图卡激发孩子的兴趣，也可以训练他们的听语长度。

第4章

自闭儿也有不同类型

自闭儿的表现千差万别，有的很严重，年龄很大了还不太会说话，智力也很落后，各方面都需要别人帮助；程度好的几乎和普通孩子差不多，有的甚至会有些特殊才能，如在数学、绘画、音乐或记忆方面能力超强，只是给人的感觉有一点点"怪"，在与人交往上有一些障碍，用我们上海话来说，就是脑子有点"拎不清"。

　　这里要纠正的一个误区是，其实自闭儿的智力和普通人差不多，也有智力超前、智力正常和智力落后，但是由于自闭儿的感知觉系统异常，影响了他们的正常学习，以致很多自闭儿在小时候没有得到好的发展，长大后就会显得有智力障碍。

　　另一个错误观点则是认为自闭儿通常会有特异功能。之所以会产生这种错误观点，很大程度上是因为许多文艺作品过分夸大了很少一部分自闭儿的特殊才能，就像著名的电影《雨人》，并不是所有的自闭儿都有如此超常的记忆能力和数学天分。或许因为自闭儿在人际交往上存在缺陷，而让他们在机械记忆上有过人之处，但通常来说，这些所谓的特殊才能往往缺乏创造力，或者对于实际生活基本上没有什么用处。

第1节 "用"眼睛多的自闭儿

　　我从来不以智力程度来区分自闭儿。没有一个家长会希望自己的孩子被判定为"低功能"，而且很多孩子通过家长及各方努力，越来越朝好的方向发展。我通常会从使用感官学习的角度对自闭儿进行一个简单划分，目的是让父母们据此区分自己的孩子使用哪种感官比较多，从而有意识地帮助孩子发展其他感官系统，让各感官学习能力均衡发展，逐渐跟上普通孩子的脚步。

　　孩子们在小的时候，一般都是女孩子先开口说话，而男孩子说话会相对晚一点。在幼儿园甚至小学阶段，通常也是女孩子的智力发展相对比较快，在语言、音乐等方面优势明显；男孩子则往往会比女孩子"晚发育"一些，有的是到了小学高年级或者中学，他们在数、理、化以及动手方面的能力和特长才显现出来。

　　从学习能力的角度来看，一般女孩子在"耳朵听"方面比较强势，属于"听语学习者"，背书快、语言好、喜欢音乐；男孩子则不同，比较多的属于"视觉学习者"，理科好、动手能力强。特别到了初中和高中阶段，不同学习类型的孩子区别更加明显。当然这也不

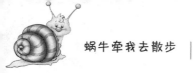

能一概而论，也有女孩子属于视觉学习者，而男孩子的学习方式比较像女生。

在孩子成长过程之中，由于后天环境的影响，也会造成孩子能力不均衡发展。就像现在高楼林立，大部分孩子的活动范围很有限，而优越的家境又让他们失去了许多动手操作的机会。不像我们小的时候，一放学就在弄堂里跳橡皮筋、丢沙包、捉迷藏，很多男孩子还会玩打弹子、刮香烟牌、抓人之类的游戏，而且游戏的道具也都是自己动手去做的。正是在这不知不觉地"玩"当中，锻炼了感觉动作以及手眼协调的能力。现在的孩子还在上幼儿园的时候，父母就会送他们去学英文、乐器等，这些都是使用听语功能比较多的学习。这样一来，大部分孩子在发展过程当中就会变成听语能力强，而视动统合能力差。很多孩子能说会道，但一动手就不行，原因亦是如此。

科学实验证明，自闭儿在先天特质上往往比较倾向于视觉学习，所以早期很多孩子开口晚、语言发展迟缓。这个时候，他的视觉能力并没有进步（即便使用视知觉功能去学习），这只不过是自闭儿总喜欢沉溺于视觉刺激当中的一种表现，比如看光线、看物体的直角边、斜眼看人，等等，这些都是他强烈使用视觉的缘故。很多父母都是因为孩子不说话了，才意识到孩子有问题，所以这时的干预和训练都会拼命盯在语言上。

现在的家庭组成形式大多是"六大一小"——爸爸、妈妈、爷爷、奶奶、外公、外婆，有时候还要再加上一个家庭教师或家政阿姨，六七个人对着一个孩子拼命进行语言刺激。在成人语言的"狂轰滥炸"之下，很多自闭儿开始说话了，但是，就算他们逐渐学会发一些简单的音，在语言方面的发展依然缓慢。

　　鸿鸿的眼睛特别明亮清澈，脸庞也很清秀，他妈妈总是说，身为哥哥的鸿鸿长得特别好看，虽然弟弟是个普通孩子，却不如鸿鸿那么漂亮。刚来中心的时候，他妈妈就告诉我，鸿鸿很喜欢在纸上乱涂乱画或一个人玩，就是不喜欢别人教他说话。

　　等到鸿鸿正式来上课以后，我们也发现了这个问题。他喜欢看别的小朋友画图、用剪刀或者做手工，只要老师一开始教他发音，他就趴在桌子上，低头不看老师，如果硬要让他抬头看老师发音的口型，他就会发脾气，哼哼地叫个不停。

　　老师并没有气馁，因为他知道这是由于鸿鸿早期听语刺激不足及用眼睛频率过多所致，所以不管鸿鸿爱不爱听，老师一直坚持给他灌输大量的语言刺激。除了上语言课之外，在运动和平常的接触中，老师也不断地对鸿鸿进行简单、重复的发音刺激——发"妈"这个音，并请他妈妈在家中帮忙，一起加强语言刺激的量。

　　三四个月之后，鸿鸿开始学会了发一些简单的音，但我们发现鸿鸿除了在句子长度方面进步缓慢之外，还有很严重的发音问题——他的气息总是出不来。他的舌头不会灵活转动，只会发一些喉音，很难发唇音和齿音。另一方面，他的视觉能力进步非常快，没多久就提升到和他年龄相仿的水平。他妈妈也说，鸿鸿现在在家

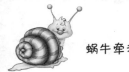

很听话，没以前那么难带了，理解力也变好了，能和弟弟一起做些简单的游戏。

在这个阶段，老师更加注重鸿鸿语言能力的发展。在感觉动作方面，除一些必要的技巧提升，老师会让鸿鸿每天都练习连续前翻。这能够刺激鸿鸿前庭语言的发展，并且可以促进他口部肌肉的发育，有利于提升语言的清晰度。另一类型的锻炼是增加他跳跃和荡秋千的量，连续的跳跃、俯冲和摆荡有助于改善鸿鸿发音时的语调和气息。在大运动的基础上，老师也会适当地让鸿鸿做一些辅助型的小运动，如吹纸片、吹气球、使用吸管等，这些都有助于口部小肌肉的发育。

老师还根据鸿鸿目前的发音情况，记录下他能发的几个音。像比较简单的喉音"a、o、e、u"，鸿鸿发得还算清楚，但发舌音还是不行，发卷舌更困难。鸿鸿还不懂得如何去使用自己的舌头来帮忙发音，所以一方面，老师会让鸿鸿大量练习他已经会发的那些音，不断巩固，通过自身练习去拓展发音的量；另一方面，帮助鸿鸿在他能发的那些音的基础上进行延伸，如把元音"a"和"b、m、w"等进行组合，这些都是他比较容易发出来的，但是像"k、h、n、l"这些就会相对困难些，至于发"s、sh、c、ch、z、zh"这样的齿音就更难了。老师有时也会利用压舌板塑造口型，帮助他发那些难发的音。

虽然发音的难度有一些规律，但并不是所有的孩子都遵循同一个规律，老师要根据孩子的实际情况来决定先发哪一个音，然后有针对性地教孩子发这个音。像鸿鸿这样的孩子，虽然发音对他来说确实比较困难，但是通过长期不懈的运动和发音练习，他也会有一定的进步。通常孩子们要到上了小学才能把所有的音都发清楚，所以在七八岁之前，孩子的发音情况还是可以改善的。

还有一种爱用眼睛的孩子，我把他们称为是天才型自闭儿。虽然他们在早期语言的开发上有一点迟滞，但当他们会说话并进行系统的特殊教育之后，进步会非常快，并表现出一些特长，特别是在数学、绘画等使用视觉功能比较多的方面。

平平就是这样的孩子。在来我们中心之前，他妈妈真的以为他是程度较差的那种自闭儿，因为他都四岁了还没开口说话，不爱看人，也不爱和人做游戏。因为孩子的缘故，妈妈非常焦虑，以至于头发也渐渐白了。直到一个周末，他们在游乐园里遇到在我们中心训练的另一个孩子的家长，经介绍，第二天妈妈就带着平平来到我的办公室，开始了对平平的训练。

很幸运的是，平平进步飞快，不到三个月，他就开始说话了，而且发音也还算是准确。不到半年，平平就像是换了一个人，不仅学会了说话，理解能力也提高了很多。更为神奇的是，平平的记忆力非常好，没多久就认识了很多汉字，马路上的各种招牌，只要妈妈教过一次，他就能马上记下来，而且平平更是有着上好的数学天赋，数数、加减法，老师一教，他很快就能学会。

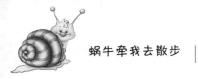

有一些自闭儿的情况和平平很相似，如果得不到系统而合适的训练，他似乎永远生活在自己的世界里，每天只会用眼睛东张西望，全然懵懂。若是我们从最基础的教育入手，从配合、动作、语言、理解……一路教下去，就会发现这些孩子通常都有惊人的表现。

过了两年，平平去了一所普通小学读书。与普通孩子相比，平平总是少言寡语，不爱和人交往，而且总是有点怪怪的。每天妈妈送平平去上学，到了校门口，教平平向老师说"早上好"，平平总用一种怪怪的眼神打量老师，但并不问好。课间的时候，也有孩子找平平玩，可平平并不给人面子，只喜欢坐在位子上做自己的事情。虽然大家都觉得平平有点奇怪，不过平平能够做得来小学一年级的语文、数学和英文，而且成绩也保持在中上水平，数学更是优秀，所以老师并不认为他是一个特殊的孩子。

当然，在我看来，平平的身上仍然存在某些自闭的特质，只不过经过长期的特殊教育，平平的特殊才能淡化了他的某些缺陷。

值得父母们注意的是，对于像平平这样智商和记忆力特别好的孩子，一路成长也并不能掉以轻心。到了二年级的时候，平平又显现出一些问题，主要是在语言表达上。由于平平是个视觉功能特别强的孩子，他的语言能力会相对弱些，就像一个画家不喜好说话。二年级的作文要求孩子们能完整地说清楚一件事情，这对于语言能力较低、词汇不丰富的平平来说，难度真的不小。

每个星期六上午，平平还是会来中心上课。由于平平识字能力很强，但语言理解能力不足，老师为平平准备了有文字提示的看图写话。尽管如此，平平还是必须要在老师充分的提示下，才能完成大概几十个字的写话。对于图片上的人物究竟要做什么事情，他

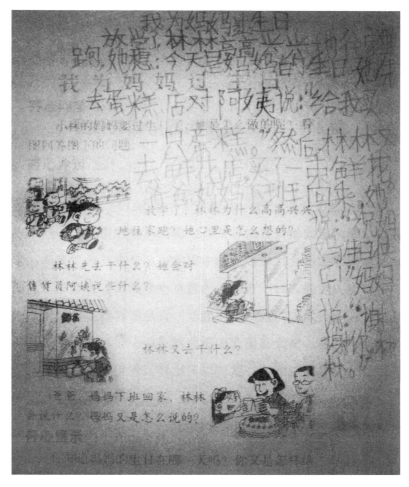

图1 平平的功课

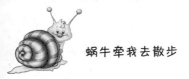
总是不太清楚，往往要依靠老师反复不断地启发性引导，"你看林林的表情是怎样的呀？""她走到什么店去了呀？""她手里拿的是什么？""你看她买了鲜花和蛋糕是做什么用的？"……平平才能把一些句子说完整，然后把这些句子写在纸上。

这样的训练反复多次之后，平平在语言能力上有了很大进步，他开始能够叙述一些事情了，虽然这些叙述在我们看来是最为简单的。

由此可见，不管孩子的能力如何，作为父母和老师的我们，永远不能放弃对孩子的教育。也许你今天的付出，就会改变孩子的明天。

第 2 节　耳朵总是比眼睛强的孩子

　　与美国的孩子相比较，中国孩子小时候的听语能力明显要好得多。这和两国的教育方向有关系：美国比较注重孩子们的动手能力，实际操作的机会比较多；而中国的孩子从小开始学英语、学音乐，语言能力较强。对于自闭儿的教育也是如此。由于自闭儿本身就存在语言发展问题，语言教学一直是所有自闭症机构一个很重要的训练方向。多数自闭儿在学习发音后不久就可以说一些话，并且经过一段时间的强化，就可以说比较长的句子了，但是这个时候问题又来了，鹦鹉学舌、自言自语、话不对题、延迟性语言……这些统统都变成了另一种自闭的特质。

　　回想七八年前，齐齐快三岁了才开始发第一个音。我只要一有时间，就不停地同他说话，即使是在公交车上、饭店里、游乐场所等，全然不顾别人的眼光。因为三岁的普通孩子已经会讲很多话了，而我自闭症的儿子却仍然只会发简单的音。

　　要出门了，我让齐齐坐在门口的小凳子上，不断地对他重复"这是鞋子、鞋子、鞋子……""我们出门，这是门、门、门……"

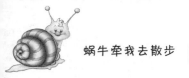

"我们坐公交车去，公交车、公交车……""这是医院、医院……看病的医院……"

除此以外，我买了许多有关儿歌童谣的 VCD，如果我说累了，就给齐齐放这些光盘。开始的时候，他对这些又唱又跳的画面并没有太大的反应，但是经过重复不停地播放，他慢慢也能接受了。不多久，他就能跟着画面手舞足蹈，偶尔也会学着哼唱几句。

另一个学习语言的帮手就是动画片《天线宝宝》，简短重复、浅显明了的语言，正是牙牙学语阶段宝宝的好教材。这对于当时的齐齐来说，起到了不小的作用。

在当时来看，不说话或话很少是自闭儿最大的问题，但到后来才体会到，会说话也有会说话的麻烦。半年后，齐齐的语言突飞猛进，开始会说成串的句子了。不过这时候，问题也来了。有一个家长曾经形容这个阶段的孩子是"会说话，但说的不是'人'话"。

齐齐还如同之前般好动，坐不住，只是在他施展手脚的时候，开始有了配音。我们刚开始根本不知道他说的是什么，仔细听，原来是"北京晴，30 度；上海中雨，28 度；西安多云，26 度……"时不时还夹杂着些洋文"Hello passenger, welcome to Dazhong taxi"——看来是出租车乘多了。

为了帮助齐齐发展语言，我开始同他进行对话练习，但结果却是这样的：

"你喜欢吃苹果还是橘子？"

"苹果还是橘子？"他眨巴着眼睛望着我。

"你要不要去游乐场？"

"你要不要去游乐场？"很显然，他非常茫然。

……

这是让很多家长非常抓狂的场景，一如当时的我。其中最大的原因在于我们不知道如何帮助孩子。有一些家长会让孩子把经常问的话背下来——你叫什么名字，你家住哪里，诸如此类，但是一旦这些问题换了面孔，如把"你叫什么名字"换成"你是谁"，孩子往往又不知所云了。

归根结底，是因为孩子们在对语言的理解上存在困难。特别是像"名字""谁""喜欢"之类的抽象词汇，自闭儿通常是很难理解的。对于这样的词汇，我们必须用一些非常直白的话去解释，或者用一些客观的例子去说明一个抽象词汇的意思。

以"喜欢"为例，为了让孩子更好地理解"喜欢"这个词的含义，我们可以使用一些孩子能够理解、能够正确回答的句子去引导他。如"你要吃苹果吗？""你要吃橘子吗？""你要吃草莓吗？"……当他说出要吃的水果时，我们就可以帮助孩子得出这个结论："我喜欢吃苹果""我喜欢吃橘子"……

仅有一次是不够的，我们还要变换不同的类别，如换成孩子想玩的游戏、想要的人、要喝的饮料等，帮他慢慢积累，逐渐让他明白到底什么是"喜欢"。

很多概念是抽象出来的。我们可以退回去想想孩子们是如何理解名词的。以"杯子"为例，"beizi"只是一个发音，不具备任何意

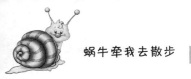

义。只有当孩子们看到杯子的形态、理解了杯子的用途时，"beizi"才成为真正意义上的杯子，并且无论杯子的形态如何变化，孩子们依然能将它命名为杯子时，才意味着他们真正理解了杯子的含义。

理解的基础在于用眼睛看和用大脑思维。如果我们仅仅只是训练了孩子的语言，就期待他的理解能力会有所提升，往往事倍功半，正确的做法是要从孩子的视觉辨识能力入手。

不过有一种类型的孩子则不尽相同：从小时候的语言发展来看，没有明显的落后现象，但语言逻辑性差，伴有自言自语等问题。比较典型的就是被称为阿斯伯格综合征（简称 AS）的孩子。

AS 的孩子同样具有自闭症的核心症状，所不同的是，AS 的孩子早期在开口和句长等语言发展方面都和普通孩子无异，但是随着年龄逐渐增大，他们在语言理解运用、社会交往、行为、爱好等方面有明显障碍。此外，他们还有一个比较显著的特征，即大动作协调能力比较差。由于运动能力发展迟缓，这些孩子的空间感和时间感相对来说也会发展得晚一点，进而影响到眼睛对于点、线、面的处理能力，从深层次角度来说，这也影响了他们的条理能力、说话的顺序和逻辑思维。

嘉嘉是由华东师范大学特殊教育学系的曾凡林副教授介绍来中心上课的，那时候她是大班升一年级的年龄，直到去年夏天她们全家移民去了加拿大，差不多在中心上了四年学习能力提升的课程。

嘉嘉长得非常漂亮，是个人见人爱的孩子，但从嘉嘉很小的时候开始，妈妈就感觉到她和别的孩子不一样，可又说不上来到底有什么不同。在学习走路、说话方面，她和别的孩子一般无二，认知能力似乎也不比别的孩子差，在机械记忆上，特别是背书的能力，看上去还比别的孩子强呢。可是她多动，在幼儿园里不知道遵守纪律，不听老师的话，情绪容易激动。最大的问题是她对于人的反应好像总是慢半拍，不会和别的孩子玩，似乎对别的孩子没有很大的兴趣。在外人看来，她是一个比男孩子还要调皮的女生。

细心的妈妈虽然很早就发现了问题，但也不知道宝贝女儿究竟是怎么了。看了几家医院，也说不出个所以然来，只是简单地归结为发育迟缓，或者教养有问题，就这样一直拖到了嘉嘉快上小学的年龄。后来，华东师范大学的曾教授仔细观察了嘉嘉的行为，感觉她很像是一个 AS 的孩子，于是介绍她来中心上课。

我发现她的语言能力很强，不仅背书快，而且学习英语对她来说也是小菜一碟，她总是很快就能把单词记牢背熟。但她的动作能力却很差，特别是平衡感，六岁多的孩子，有时候走路还跌跌撞撞的。虽然嘉嘉自言自语的情况不多，但会常常重复讲同一句话，也不管别人要不要听。有时别人问她一个问题，她经常答非所问，"鸡同鸭讲"，让人不知道她到底想要说什么。

对于嘉嘉来讲，这些还只是小问题，最大的障碍在于她毫无规矩意识。虽然她不会在课堂上随意站起来，但是上课思想不集中，乱涂乱画，每一本书上面都被涂得乱七八糟。她不听从老师的指令，老师没有办法，只好给她糖吃，并对她说："只要你乖乖听话，完成

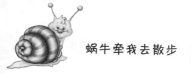

功课，我就奖励你糖吃。"最后，她把所有的糖都"骗"到了自己手里，而且还对老师说："我知道你们不会把我怎么样，我就不听话。"

还有一次，校长看到嘉嘉在采摘学校花坛里的花朵，于是上前去阻止。嘉嘉看到校长就跑，然后两个人在校园里玩起了"捉迷藏"，把校长跑得气喘吁吁。最后，校长只好把家长叫到学校里训话，要求妈妈好好管教自己的女儿，可是妈妈却觉得很冤枉，她实在不知道如何管束自己的孩子。

对于嘉嘉，我们并没有给她制定严格的行为规范或者好好教育她一番。因为孩子们本来就没有什么规则意识，只是通过在游戏与活动之中感知"怎么玩"，才慢慢建立起初步的游戏规则。学校里的各种规矩，对于一个感觉动作能力还似幼儿的孩子而言，想让她自觉遵守，自然是很难做到，而且嘉嘉的视知觉功能落后，这也影响了她的理解水平，由此表现得非常情绪化，所以校长、老师一碰到她，就变成了"秀才遇到兵，有理讲不清"。

考虑到这些情况，老师开始带着嘉嘉在运动教室里做各项游戏和活动。等到嘉嘉学会了跨脚拍球和跳绳，我们惊喜地发现，她的规矩意识也在不知不觉当中建立起来了。在学校里，虽然她偶尔还是会有顶嘴的现象，但至少可以安静地坐在课堂里上完一整节课了。

更重要的是，老师让嘉嘉做了大量的视觉练习，帮助她把活跃的性子慢慢静了下来。视觉训练的另一个好处是可以压制嘉嘉过强的听语能力，改善嘉嘉情绪不稳定的现象，同时也有助于她形成数量概念、提升语言理解能力。一年多下来，虽然校长对嘉嘉仍有微词，但是和之前的"猴子屁股坐不住"相比，嘉嘉已经有了很大进步。

不管是之前语言发展迟缓、开口之后理解能力跟不上的孩子，还是如嘉嘉这样的阿斯伯格征孩子，他们至少占了自闭儿数量的六成以上。很多时候，我们不知道应该如何入手去帮助一个喃喃自语、鹦鹉学舌的自闭儿，因为语言训练对他来说基本上没有什么作用。那么，我们是不是可以试着从另一条路入手，想想大量的手工操作、视觉绘写训练能给他们带来什么变化呢？

 本章提示与建议

1. 自闭儿和普通人一样，也分为智力落后、智力普通和智力超常。

2. 对于用眼过多的自闭儿，在他的特殊教育过程之中，要特别注意语言的发展。感觉动作能力的提升以及重复练习发音可以帮助孩子构音；不断增加句子长度以及反复地听语刺激，可以快速提高他们的听语能力。

3. 在自闭儿学会说较长的句子以后，可以用问答、提示、看图说话、写话等方法来帮助孩子提升对于语言的理解。

4. 对于有行为问题的阿斯伯格征孩子，可以利用游戏和活动帮他们形成规则意识。

第5章

视知觉提升很重要

一个人学习的途径，总的来说，都和感知觉有关。用眼睛去看、用耳朵去听、用手去触摸、用嘴巴去品尝、用鼻子去闻、用身体去感受，不同的感觉和体会让孩子的经验逐渐积累起来，最终成为自身成长的智慧。

　　在这些感知觉当中，视知觉能力的提升极为重要。它包含两方面，一个是视觉的记忆能力，就好像照相机的拍照功能，有些人容易丢三落四，恐怕也和这方面的能力弱有关；另一个是视觉的辨识能力，指眼睛对于点、线、面、距离、角度、方向等辨识和判断的能力。视知觉能力对人的发展很重要，和学习写字、数学、逻辑思维等有着密不可分的关系。

第1节　视知觉能力对于自闭儿的作用

自闭儿多数以视觉通道为主要学习途径。可不知道为什么，除了少量天才型的孩子之外，多数自闭儿的视觉能力都不是很强（就是之前说的那种视觉使用频率高，但能力不强者）。就算是那些天才型的自闭儿，即便他们有很强的机械记忆能力和数学运算能力，如果没有适合他们的特殊教育，这些能力往往都是无用的。只有在经过科学的教育之后，虽然他们某方面的天赋会减少（例如一些会计算万年历的孩子，在系统训练之后，这样的"特异功能"可能会逐渐消失），但从一个普通人的角度来看，他们的理解能力会更好，融入社会的可能性也更大。

那么视知觉能力的训练到底会给孩子们带来什么变化呢？

首先，提高理解能力和条理能力。正如我之前所描述的，自闭儿在开口之后，绝大部分会走到另一个极端，就是语言的理解和表达跟不上。他们的脑袋里装满了各种声音，但是这些声音对于他们来说全然没有意义，他们不知道如何去使用。

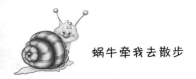

四岁的凯凯会说不少话，而且会喋喋不休地重复。下课的时候，他想让妈妈带他去吃肯德基，从妈妈走进教室接他开始，他就说"妈妈，等会去吃肯德基"；穿上鞋子，他又说"妈妈，等会去吃肯德基"；走出运动教室，他又重复一遍。反正差不多每隔十多秒，他就重复一次，而且他非得等妈妈回应他"好的，知道了"，他才会稍微停顿一会儿，否则一定要重复到妈妈回答为止。

大脑有个很神奇的机制，当我们的语言能力过强时，视知觉的能力就会被压抑住。对于自闭儿而言，这种表现就更为明显。凯凯的语言长度已经超过了四岁的水平，可是他的视动统合能力却仅相当于一两岁的小幼儿，所以他才会讲个不停，而且还好动、调皮。这个时候，如果一味让孩子住口不说，反而会弄得孩子很紧张，不利于他的心理健康和发展。要解决这个问题，关键还在于提高他的视知觉功能，减少语言刺激。

在经过几个月的大力度视觉功能训练之后，凯凯说话变得有条理了，虽然偶尔还会重复几句，但和之前相比，已经有了很大进步。最重要的是，他开始会问一些简单的问题了，比如会问："为什么我们明天才去游乐场呢？""老师晚上要去哪里吃饭呢？"而不仅仅是简单地问："这是什么？""那是什么？"

视知觉能力对于语言条理能力的改善是逐渐显现的，而且每个孩子改善的程度也不一样，这和他们大脑的发育状况有极大关系。很多自闭儿经过长期的视知觉功能训练后，还是要回到语言、常识以及看图说话、看图写话的训练上。

其次，视知觉能力直接影响孩子的手眼协调能力以及精细动作的发展。自闭儿中，偶尔有几个动手能力特别强的，会做饭、洗衣、拖地，甚至会绣花、织毛衣，还有的是绘画天才，但是我们接触到的孩子中，绝大多数动手能力都不够好，系鞋带、扣纽扣、画图、剪纸……都有一定的困难。特别是那种身体不太协调、话特别多的孩子，动手能力就会明显弱一些。他们尤其需要加强视觉功能训练。

最后，对于准备入学的孩子来说，视知觉能力还直接影响到他们能不能写一年级的字、会不会做一年级的数学题。和拼音文字（英语）不同的是，每一个汉字就像一幅画，孩子的视觉记忆辨识能力越高，才能记得住越复杂的汉字。数量概念的形成，和眼睛更是有着密不可分的关系，到底有几个，孩子们一定要用眼睛数一数才知道。

从更深层次来说，很多家长和老师把自闭儿的学习归结为"眼睛不知道往哪里看""注意力不集中""社会交往能力阻碍了学习"时，有没有先去考虑孩子的视知觉功能是否足够成熟到可以学习相应的学科呢？自闭儿的特质似乎是没有办法改变，正如他们一瞬即逝的注意力，而且永远都是直来直去，不知道拐弯。如果让这些自闭儿的视知觉能力达到某一个高度，做得来数学、找得到规律，那他们的智慧是否也能达到一个高度，理解我们这个世界的某些规则呢？当然这些规则可能是最简单、最直接的。所谓规则，就是某些逻辑能力的建立。孩子大脑的发展是不可估量的，随着能力的日积

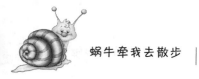

月累，很难保证他们会到达哪一层水平呢！

＊　＊　＊

很多家长都羡慕齐齐康复得很好，有些人特意来中心，就是为了找齐齐说话，了解他的情况。齐齐属于动手能力不强、语言条理差、写字歪斜、数学逻辑思维混乱的那一类孩子，提高视知觉功能是他长期训练的重点。记得 2007 年上《鲁豫有约》节目的时候，他还在那里说了一段观众们都听不懂的话，什么"意大利——敞篷汽车——87 年……"，当时我们唯有根据只言片语去揣摩他的意思。

在齐齐上四年级的时候，他告诉我说，他们班主任老师打算撤掉某个同学大队长的职务，换上另一个她觉得表现更好的孩子。不久，这个消息即被证实。我不知道儿子是如何去领会老师"精神"的，但随着理解能力的提高，他对老师的言行有了某种推理能力，从而能得出正确结论。孩子的改变并不是一朝一夕的事情，但是随着岁月的流逝以及我们的努力，它真的就发生了。

在齐齐三四岁开始学会仿说之后，语言能力的确进步不少，但他的行为问题丝毫没有因为语言发展而得以改善。从某种角度来说，他的自闭特质更为严重，有眼睛但不看人、会说话但不和人沟通、答非所问、喃喃自语、重复性语言、"你我他"不分……而另一方面，他出奇地好动，没有一刻能安静下来。除了喜欢看天气预报、听儿歌、童谣之外，他不爱做任何手工操作活动。

所幸的是，他对人偶尔还是会有反应的，我离开他时，他会哭泣，也有依恋感；而且他性格比较温顺，会听指令，虽然有时候很调皮，有一些破坏性的问题行为，比如抓别人的眼镜或故意把东西扔到地上，看你去捡，他就会很高兴。

这个时候我发现，和普通孩子来比，他的大动作发展很慢。三岁多了，还不会骑小三轮车。穿衣服、穿鞋、开瓶盖、吃饭这样的精细动作很不灵活，至于折纸、使用剪刀、用蜡笔绘画的表现更是让人一筹莫展。

虽然那时我对特殊教育的理解还只在皮毛阶段，可是正所谓"心灵手巧"，双手和手眼协调发展对于一个孩子的智慧成长有着很重要的作用。我观察到，齐齐大、小动作能力发展迟缓正是引起他诸多"不良"表现的原因，因此，在家里训练他的时候，我刻意给他安排了很多视觉功能方面的练习，如描线、涂色、使用剪刀、拼图、玩穿线板、连线等。不多久，他完成的功课、使用的纸张已经慢慢堆满了小书桌。

我的儿童发展中心成立以后，齐齐的视觉功能训练更是得以强化。初创期的老师们都戏称齐齐是我们的第一个"试验品"。随着视觉训练的增加，再配合大量的感觉动作能力训练，他的视知觉能力得到了快速提升，比之前在家里的时候有了很大进步。半年之后，齐齐就可以拿着笔写一些数字，以及歪歪扭扭地写下几个简单的汉字。

在家里训练的时候，由于场地所限，我并没有过多地让齐齐跑、跳、翻滚以及做游戏，而是花了大量的时间在手眼操作上，但效果

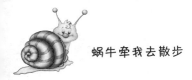
并不十分理想。现在想来，主要是因为没有辅以适合齐齐的感觉动
作能力训练。

来中心后，老师安排了大量的时间让齐齐滑滑梯、荡秋千、仰
卧起坐、走平衡木、单脚站立、手撑地走，这些基础练习帮助他增
强了身体和四肢的力量，也锻炼了他的平衡感；而拍球、翻跟头、
丢接球、跳绳等又使得他的身体协调性得以不断提高，这就是帮助
齐齐加速提升视知觉能力的"秘方"。

视知觉能力是一种非语言能力，却会影响语言的发展和思维的
条理性。建立视知觉能力的基础在于感觉动作能力的提高，就像一
棵树，主干粗壮健硕，才能保证枝叶繁茂。孩子们大肢体动作越协
调、越灵活，双手小肌肉的动作、手眼协调能力才能更为精巧，而
运动中建立起来的对大空间的感受，则会影响孩子们在纸面上处理
点、线、面、距离、角度、方向等的能力。

第2节 提升视觉功能有方法

每到孩子们下课的时候，我总是喜欢站在教室门口和孩子们打招呼告别。扬扬是其中特别可爱的一个孩子，老师们总爱逗他玩。这不仅是因为他年纪小——才三岁半，更重要的是他那小小的模样和奶声奶气的声音，更让人顿生怜爱之心。

爸爸来接扬扬的时候，总是要求扬扬和老师说再见，"扬扬，这是谁？快，和她说再见。"

扬扬挑起小眉毛，漫不经心地看一眼，"陈——老——师"，说话总是这么慢慢悠悠，"我下课了，再见！"仿佛一个小大人。

扬扬刚来上课的时候可不是这个样子的。那时他还不到三岁，不仅体质很弱，胆子也很小，一进教室就开始哭，搂着爸爸的脖子不让爸爸走。他也不喜欢和人沟通，不愿意和老师、小朋友打招呼，很少和老师说话。

扬扬并不是不会说话，他会唱儿歌，也会背诵一些唐诗，对一个不到三岁的孩子而言，算是很能"说"了。如同一些有自闭倾向的孩子，他的配合能力不好，语言理解差，往往自顾自地说话，眼

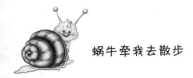

神对视少，视知觉能力和感觉动作能力着实很差。不管什么笔，只会一把抓，然后在纸上戳几下，就算完事。走路也是摇摇晃晃，既不会跳床，也不会翻滚。

鉴于扬扬虽然已经快三岁了，但是整个身体却还像一个刚学会走路的婴儿，老师先给他安排了有助于增加整个身体力量的练习——仰卧起坐。开始的时候，老师只是拉着他的手做三到五下，慢慢地才增加量，过了一段时间，又让他拉着自己的裤子坐起来。仰卧起坐是最基本的一项运动，能够锻炼孩子腰部的力量。当大的躯干有力时，才能期待四肢有力和协调。增强扬扬手脚肌力的运动也同时进行，如手撑地、握单杠、蹲起练习等。扬扬做一会儿就觉得累了，这时老师就拿出儿歌书给他看，让他休息一会儿，逗他玩一下，才继续运动。这样，少量多次，慢慢积累，扬扬就不会厌烦和排斥了。

此后，老师逐渐增加扬扬运动的方式和数量，跳跃、翻滚、滑滑梯、荡秋千、丢接球……在运动中，扬扬慢慢体会到了成功的喜悦以及游戏带来的快乐。

等到扬扬和老师有了一些配合，也喜欢来找老师玩的时候，老师才慢慢带扬扬坐下来，但是并不急着让扬扬画一些规则的图形或做手工。刚开始时，老师给扬扬一支油画棒和一张白纸，让他在上面"绕毛线团"（编者注：涂鸦练习）。对于扬扬这种手臂力量弱、视觉能力差的孩子而言，握笔绕圆并不是一件轻松活。扬扬常常只画了一条曲线，笔就自然从手上掉落下来。

对于这种情况，家长们往往会认为这是由于孩子不看或注意力分散所致。可实际上，这恰恰是因为孩子手腕力量不足，所以才无法绕圆。"不看"或"不好好画"只是一种表象，并不是无法完成的主要原因。

找到主要问题之后，老师轻轻握着扬扬的手在纸上绕圆，扬扬会画的时候，老师就松开一下，画到转弯的地方，再用力帮扬扬绕。几星期以后，扬扬就学会了在纸上绕画毛线团。

除了绕画毛线团，撕纸、剪纸、串珠、拼搭玩具……都是扬扬最初练习手眼协调的好方法。等到扬扬握笔有了一些进步，老师就对他提出了更高的要求——开始学习两点连线。

对于一个有自闭倾向的孩子而言，两点连线并不像看上去那么简单。为了吸引扬扬看纸上的点，老师在纸上贴了两个漂亮的红五星，闪闪的红星大大的，之间的距离也不长。老师把扬扬的手轻轻朝星星那边推过去："扬扬，把两颗星星连起来。"在老师的辅助下，扬扬找到了上面的那颗星星，但是在找第二颗星星时，他手一抖，往下一拉一歪，就错过了下面的那一颗。下一次，扬扬再画的时候，老师就会轻轻碰一碰他的手，让他画到下面那颗星星上，并且及时表扬他"扬扬真棒！"多画几次以后，扬扬就开始有感觉自己去寻找下面的星星了。老师也慢慢地不再用手去辅助他，让他独立完成两点连线。

自闭儿进行视觉能力训练的时候，往往会出现眼睛不看教材的

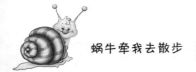

情况。老师们要注意的是，一是选择难易程度适合孩子的教材，教材太简单，孩子不会有进步；教材太难，他们就会没有耐心跟着学。二是要给予合适的辅助，辅助的形式多种多样，如降低难度、用手辅助或用语言等帮助他们完成。尽量让孩子们在完成的过程中体会成功的快乐，这样他们才会慢慢愿意做这种练习。三是要想方设法吸引自闭儿的注意力，如在纸上贴贴画，或用他们喜欢的东西强化。有一个孩子很爱吃糖，老师在教他连线的时候，就把一颗糖果放在某个点上，并且不断地在各点之间移动糖果，小朋友的眼睛跟着糖果的移动而移动，慢慢就学会了自己找纸上的点。

在扬扬完成了画毛线团和两点连线的任务之后，老师进一步加大了他视觉操作的难度：仿画简单的几何图形，如垂直线、水平线、圆形、正方形等；玩简单的迷宫和数字连连看；从两点连线慢慢跟画 2×2 的点连线；从简单涂鸦进入涂色阶段……

半年多之后，扬扬的视知觉能力有了很大提高。只需要老师口头提示一下，他就可以走出稍复杂的迷宫；涂色也越来越均匀，还可以自行配色；可以做 1—50 的数字连连看；仿画简单的几何图形……

最重要的是，扬扬的整个面貌有了很大改观。他对环境不再那么敏感，胆子也变大了，愿意和老师、小朋友进行一些交流，目光对视、沟通能力进步不小，理解力也提高了。

学龄前的孩子提升视知觉能力的主要方法是练习涂鸦着色、剪纸手工、走迷宫、数字连线、两点连线。显然，这对于他们而言肯

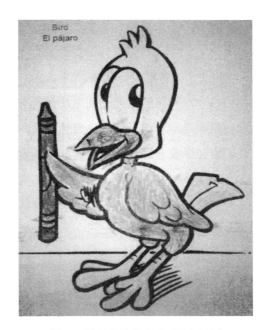

图1 扬扬的涂色作业（三岁半）

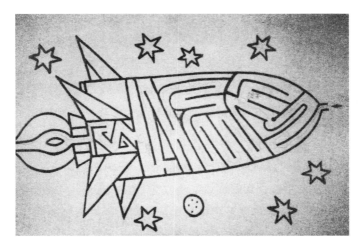

图2 扬扬的迷宫作品（三岁半）

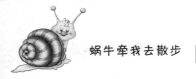

定是不够的。为了应付学校的课业，他们需要更高难度的视觉功能训练。就算是自闭儿也不例外！

此外要提醒大家的是，自闭儿能不能上学和年龄无关，主要看孩子是否具备适应学校生活和学习学科知识的基本能力。我这里讲的关于如何提升学龄期前后的视知觉功能，并不适合所有处于这个年龄段的自闭儿，而单指那些各方面能力都已接近上学水平的孩子们。

虽然平平已经上学了，但每个星期总有两天，妈妈还是会把他送到中心来上课。每次来的时候，老师除了给平平准备一些看图写话、阅读分析之类的小任务，还会重点准备一些提升视觉能力的功课，包括仿绘几何图形、跟画点图、格图和对称图形，而之前的涂色、剪纸、迷宫等，偶尔也会准备一两张，不过这些只是让平平玩一玩而已，对于提升他的视知觉能力已经没有太大作用。

跟画练习往往是这些孩子们做得最多的训练。这个时候，平平已经不再需要老师手把手地教了。老师只需把他要做的那一页教材给他，并告诉他今天要学的是哪些，他就可以自己完成。如果碰到不会画的，他也已经学会自行向老师求助。

老师对于这些格图、点图教材的设置往往是由简入繁，孩子们也能够通过这种安排渐渐跟上老师的步骤。我们的汉字像一幅图画，笔画结构也和点、线、面的结合有关，而点图、格图难度的增加，和我们学习汉字的难易程度有着密不可分的联系。孩子们仿绘的格子、点子越多，画出的图形越复杂，就表明他们的视觉辨识和记忆能力越强，也就更容易学会写并记住更为复杂的汉字。

随着格子或点子越来越多，为了让孩子们尽快掌握，老师会教他们一个"笨"办法，就是数格子或点子，而孩子们在数格子或点子的时候，数量的概念就慢慢在他们头脑中变得清晰起来，到最后，只要用眼睛一扫，他们就会在相应的格子或点子中找到对应的线条，至于有几格或几点，到底是多少，也一目了然。

有时候老师也会给平平出一些"难题"——仿绘那种线条特别多的图形。要完成这些图形需要一些小技巧，就是要按照一定的顺

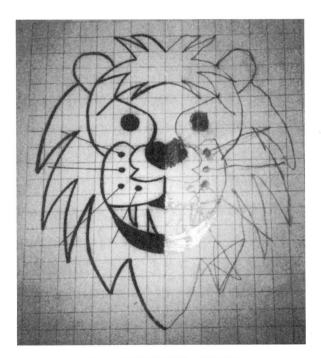

图3 平平画的曲线对称图形

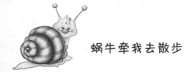

序画，才不容易出错或漏线。这时候，老师会教给平平一些方法，比如从上到下，从左到右，先中间再外面，或者先外面再中间。经过一段时间的观察和练习，平平很快就掌握了这些规则。在这个过程之中，做事情的顺序和条理也就慢慢根植在了孩子的思维和行动中。

练习对称图形则是让孩子们初步掌握空间感的有效方法。不管是圆形、方形还是三角形，生活中很多物品其实都是对称的，对称只不过是一种基本的平面形态。可自闭儿却很难理解这一点。他们总以自己看到的和感受到的为标准。一个很简单的挥手，他们总是会用手心对着自己和别人告别，因为他们看到别人挥手时用的也是手心。他们很难理解为什么镜子中呈现的物体是反向的，就像他们的思维总是从"我"的感受出发。

在这些练习中，难度最大的就是仿绘几何图形。仿绘这些几何图形不能借助于任何工具，单靠孩子们对于空间、距离、角度、方向、顺序、对称的判断和感知，这成为体现孩子视知觉功能高低最重要的表现。

跟画和仿绘练习不仅能训练孩子的手眼协调、视觉辨识能力，所谓"眼睛是心灵的窗户"，眼睛明亮了，心灵也会随之聪慧起来。

平平来中心上课已经超过五年，虽然他已经会画非常复杂的图形，但提升视知觉能力对他来说依然十分重要。因为视知觉功能是孩子增强理解力、条理性以及整个逻辑思维发展的基础。

本章提示与建议

1.视知觉能力影响孩子的理解、写字、手眼协调以及说话的条理性，是非常重要的一项能力。孩子在感觉动作里体会到的距离、角度、方向、时间和空间，是视知觉能力提升的基础。

2.对于学龄前的孩子来说，可以做的视觉训练有涂色、走迷宫、两点连线、剪纸等。

3.学龄后的孩子需要仿绘几何图形、跟画点图、格图、对称图等更为复杂的视觉练习，以帮助他们进一步提升视知觉能力。

第6章

让人苦恼的行为问题

自闭儿给人的感觉是他们似乎永远生活在自己的世界里，很多行为都令人费解。如果要列举所有自闭儿产生的行为问题，估计又可以写上厚厚的一本书，因为每个孩子的情况各不相同，出现的问题也不一样，而解决的方法也不尽相同。不过，话说回来，解决自闭儿的行为问题，到底有没有什么规律和原则呢？

第1节　行为问题有几多

　　来我这里咨询的家长们，最爱提孩子行为上的问题。的确，行为问题极大地困扰了孩子和父母的生活。我们先来看一看孩子到底会出现哪些行为问题呢？

　　不管是自闭儿还是普通孩子，成长过程之中难免会有不当的行为或特殊的爱好。自闭儿所谓的"怪异"行为，其实普通孩子有时也会出现，有的甚至会延续到成年。比如说，睡觉的时候需要抱一条毛毯、洗漱用品必须摆放在固定的位置、在饭厅吃饭时必须固定某个位置……这些行为虽然有强迫症的嫌疑，但并不影响我们正常的生活。另外，只要这些行为比较隐蔽，而且容易满足，对孩子和他人没有伤害，家长们就不必刻意去纠正，也不要把这些当成是自闭特质。

　　不过，对于那种明显"怪异"的特殊爱好和刻板行为，我们又该如何处理呢？面对那些思维比较刻板、不能容忍改变的孩子，老师通常会采用"脱敏"的方法，如经常变换上课的位置、调整上课的时间。刚开始，很多孩子可能会不适应，但慢慢地，他们逐渐能

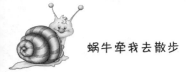
够接受一些变化。有些老师还会把他们刻板的行为作为一种变相的奖励，如有的孩子喜欢排列物品，在孩子完成一项功课后，老师就会把排列物品当成"奖品"送给孩子，让孩子在愉快的情绪之中满足小小的愿望。

君君小朋友的爱好就比较奇特——喜欢收藏报纸。只要有报纸的地方，他都能"嗅"到，哪怕报纸放在包里，他也一样能找出来。每天下课的时候，他都会到我办公室来，检查办公室里有没有报纸。我非常佩服他的妈妈。因为就算是陌生人，她也会很坦然地告诉别人孩子的情况，取得他人的理解。虽然君君的爱好有点麻烦，但还是得到了大家的认同。

另一种行为问题则和成长有关。例如孩子们小时候都喜欢玩车的轮子，转圆的东西，像齐齐小时候就喜欢自己打圈圈。我这里并非特指自闭儿，有很多普通孩子也会出现这种行为。普通孩子可能只持续很短的时间，也许一两个月或一两个星期，甚至更短，只有几天这种行为就逐渐消失，或者被另外一种行为所代替，但自闭儿却要持续很长的时间。原因是自闭儿的整个发育过程比普通孩子要晚，智慧地成长更不必说。他们对于游戏的方式仅停留在很年幼的阶段。更重要的是，先天沟通障碍导致他们缺乏学习如何进行游戏的管道，所以有一些看似是自闭儿的行为问题，其实反映的是孩子们"不知道怎么玩"的现象。

ABC 量表是用来测试自闭程度的诊断工具，分值越高，就说明孩子的自闭程度越严重。其中不乏对行为问题的判断。我们会发现，随着家长对孩子的关注、康复训练的进行以及孩子的自我成长，每次去测试的时候，分数都在逐渐降低。难道是自闭的症状改变了，抑或是当时误诊了？比如，其中有一条判断依据是"不分'你我他'"，很多人都把这条当成自闭的特质，其实，这和孩子的认知、理解水平分不开。当孩子能够理解代词间的相互转换后，此类问题便自然消失。这并非是病症有所改变，而是孩子们长大了、懂事了。

明白了这一点后，接下来，我想重点讲一讲什么是"不应该"产生的行为问题。

每天中午在中心吃饭时，我都会看到某个妈妈或外婆，一手端碗，一手拿着装满了饭菜的勺子，追着孩子说："快，宝宝，吃一口，吃完饭，我带你去吃冰淇淋。"

还有一位爷爷，每次来上课的时候，都会抱着孩子放在椅子上，然后帮孩子脱衣服、脱皮鞋，换上运动装和运动鞋，孩子什么都不用自己动手做，任由爷爷处置，好几年都不变。有一次，我实在忍不住了，就对他说："爷爷，你让孩子自己学习穿鞋、穿衣服吧。"爷爷是这样回答的："陈老师，我们就是来训练的，要抓紧每一分每一秒呀，回去还有家庭教师在等着呢。"

还有家长和我抱怨孩子不听话。我看到的是，每天来上课的时候，孩子一定要拿着肯德基的鸡翅和饮料才肯进教室，否则就不干，最后发展到如果妈妈不能满足他的愿望，他就会抓妈妈的头发。

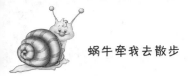
　　这些难道不是家长们在助长孩子的行为问题吗？虽然我们的孩子和普通孩子不一样，但教育原则其实是一样的。家长对于孩子的爱必须以能帮助孩子健康成长为前提，而不是一味地溺爱。

　　在自闭儿的康复问题上，家长必须注重锻炼孩子的生活自理能力，培养他们建立规则、规矩意识，毕竟生活对于这些孩子是最重要的。就像前面提到的那位爷爷，只注重孩子的认知训练，不关注生活中的点点滴滴，这对孩子的成长没有任何好处。即便能力增长了，但如果不能变成生活中的技能，也是毫无用处的。

　　有的家长觉得孩子已经这样了，希望在物质上给予补偿，凡事都满足孩子的要求。这样就更助长了孩子骄纵的个性。就算是自闭儿，这一点他可是绝对不糊涂，慢慢地，他就"爬"到家长头上了。对于那个一定要买肯德基才肯进教室的孩子，如果从一开始家长就不过分满足他的愿望，估计他也不会变得像现在这样难以管教，所以，自闭儿同样需要家长帮助他们立规矩、讲原则。

　　当然还是会有一些自闭儿确实存在真正的行为问题，比如只要一有空就在那里晃手指头，或总是斜着眼睛看直角线。之所以会出现这种行为，可能和自闭儿与众不同的感知觉有关。除了时常转移孩子的注意力，让他永远处于"有事可做"的状态之外，似乎没有别的太多好办法。

　　最令人头痛的是那种具有攻击和自伤行为的孩子。我记得雅雅刚来中心的时候，是被妈妈绑着双手送来的，她浑身上下全是青一块、紫一块的伤痕。而且她还会自己咬自己嘴里的肉，弄得满嘴是血。刚开始对她训练的时候，老师很头痛，就怕她伤害自己。

我觉得绑着孩子始终不是一个办法，就让老师不要再用绳子绑她了。于是老师开始时就只是牵着她的手，带她在运动教室里走走，安抚她的情绪。一旦发现她有自伤的迹象，就拉着她的两只手，尽量不让她抓自己。如果她情绪好一些，就带她去荡荡秋千。过了几个星期，雅雅的情绪慢慢稳定下来，能够和老师做一些简单的配合。后来，我们一起想了个办法，就是让她手里各抓一个小的按摩球，这样她就不容易伤害到自己了。

浩浩的情况则更为复杂。他发脾气的时候不仅会用头撞地板，还会撞或掐老师。虽然带浩浩的是人高马大的男老师，但浩浩充沛的精力也总是搞得他筋疲力尽，手上也被浩浩掐得伤痕累累。后来，老师发现浩浩很喜欢别人按摩他的背部和颈部，于是以后每当浩浩发脾气的时候，老师就帮他做按摩，这样浩浩的情绪就会缓和一些。

当我们把这些行为问题一一加以归纳分析后，就可以着手寻找解决的办法了。

第 2 节　把行为问题扼杀在摇篮中

　　齐齐在没有开口说话之前，有一个爱好，就是把家中所有抽屉里的东西全部翻出来，但没有物归原位的概念。无论什么东西他都要把玩一番，然后抛之不顾。没有东西可以玩的时候，就自己在原地打圈圈。如果我们带他去外面，他就只会自己乱冲乱撞，你往东，他就往西，拉也拉不过来。而且他还对环境特别敏感，如果是处于那种空间比较小的房间，他就会哭闹。

　　对于自闭儿来言，这样的行为问题似乎司空见惯。那个时候，我对行为问题总是一筹莫展，不知道怎么办才好。到底是什么原因会产生这么多的问题呢？难道真的是由于永远也好不了的自闭症所引起的吗？

　　我仔细观察齐齐各方面的行为表现，以及行为问题发生前后的一些细节，发现这些行为问题的产生都有一定的"征兆"。其实，他只是出于对这个世界的探知，由于没有掌握正确的方法，所呈现的就是一种"乱玩"。

　　对于这样的孩子，出门也是个麻烦事。除了你往东他往西，我非得死命拽住他之外，他还总给你闯点"小祸"，不是拿了人家东西，就是推了别人的孩子。如果我们要去一个餐厅吃饭，那就一刻也不能安生了。除非有他喜欢的食物，他会稍微安静地坐在那里吃完，否则，他的屁股是没有一秒钟可以坐在椅子上的。他小的时候，我还可以把他放在那种专供婴儿坐的小高椅子里，前面有一个横杠，他没有办法跑开，但是时间久了，他就开始哭闹，弄得我也没有办法好好吃饭或者和朋友聊几句话。

等到齐齐再大一点，有了一些语言和理解力，他开始喜欢抓大人的眼镜。只要看到谁戴着眼镜，他就会趁人不备，一把拿下，然后非常狡猾地笑笑，把眼镜一扔，就走开了。这个问题让当时的我非常头疼。为了这个，我不知道和别人打了多少招呼，说了多少对不起，但齐齐总是屡教不改。

所谓"道高一尺，魔高一丈"，在被齐齐弄得精疲力竭之后，我不断摸索解决的办法，以至于最后我练就了"眼观六路，耳听八方"的本领，只要他的小屁股一撅，我就知道他下面要做什么"坏事"了，从而把他的行为问题扼杀在摇篮里。

那时齐齐还是有一点接受简单指令的能力。我就大大利用他这一点点的能力。每次要出去的时候，我把每一个指令都说得简简单单，让他听明白、做得到。比如，我会告诉他，"齐齐，向前走""齐齐，拐弯"，到了餐厅里，我会指示他"齐齐，坐好""拿勺子""吃东西""放下"……一个指令下去，他就会有反应，但是时间一长，他往往会忘记，我还要不断地提醒他。当然这种方法比我一直去拉

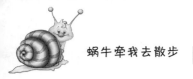

他、拽他要有效率得多。

当他对某一个人的眼镜有兴趣时，他会下意识地去看，脸部的表情也会有细微变化，虽然这些变化极其细小，而且他的动作通常会快得惊人，但是我照样能抓住这些小变化，立刻打断他说，"齐齐，去拿画笔"，或者"齐齐，看书"。接受指令以后，他就会忘记之前的企图，去做我要求的任务，从而转移了他的思路。虽然这样的成功率并非百分之百，但比之前我总是要和别人道歉要好得多。

如果我们要去餐厅吃饭或者和朋友聊天，我会提前把所有的"功课"都做好。首先对齐齐进行"思想教育"，就是告诉他要去哪里，去了以后大概要做什么事情，他可以做的事情有哪些，他应该怎么样做。特别提醒！千万不要和孩子说他不能做这些，不应该做那些，因为在孩子的理解能力并不是很强的时候，他会弄不清楚什么是可以做的，什么是不可以做的，他会一并认为妈妈所说的，就是要自己做的，结果反而增强了行为问题发生的可能性。

如果是出远门、去海边或者参加特别的聚会，如生日晚会、婚礼，我还会给他准备一些图片作为提示，告诉他等一会儿可能看到的人或景，可能发生的事情。这样事先有了准备，他出现不安或情绪波动的可能就会大大减少。

如果我需要一些时间和朋友吃饭或聊天，还会给齐齐准备一些玩具、书、笔、纸等。这样我在和朋友聊天的时候，就可以拿出来给他玩，防止他到处乱跑。我通常会把要给他玩的东西装在一个口袋里，有需要了就拿出一件来，让他玩一会儿，等看他差不多玩腻了，想要乱跑时，再拿出一个来，他就可以再玩一会儿。这样差不多准备三四个玩具，我就可以带着齐齐参加一个不算太长的聚会了。

等到齐齐再大一点的时候，他慢慢能安静地坐一会儿，也学会了自己去找有兴趣的事情做，比如看看风景或自己带来的一本书。要是附近有儿童乐园，他就会自己去玩耍，遇到小朋友，也能参与一些简单的游戏。这样一来，在他出门这件事情上，我的负担就减轻了很多。

不过问题总是接踵而至。随着齐齐语言和理解能力的提升，他开始和我们进行对话，也学会了问问题，但他有时候还是会出现无法把话题进行下去的情况，特别是问到"你为什么会这样想?"或"这是什么原因呢?"，他就会扯开话题，或者回答"不知道"。另一种情况则更令大人们尴尬不已。他会当着别人的面说对方是"胖子"或"秃子"。如果知道他情况的，那还好说；若是遇到一些长辈或不熟悉的人，真令我们手足无措，不知如何应对。

在对潜在规则和事物的深层次理解上，齐齐还是存在很大的问题。我时常会觉得这些孩子的脑袋里其实是一片空白，只看我们怎么来填补。于是，我开始对他进行一些程序式的"输入"：对人要有礼貌，不能直呼其名或给人起绰号；说人缺点的话只能私下和妈妈讲；赞美人的话可以当面说；别人摔倒了或是遇到倒霉的事情，不可以当面嘲笑；诸如此类。

虽然行为问题一个接一个，但是在岁月的流逝中，齐齐越长越大，越来越有进步，而我也相信他会越来越懂事。

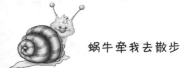

推而广之，到底有没有帮助家长们解决自闭儿行为问题的系统方法呢？几年前，在华东师范大学，我聆听了美国加利福尼亚州发展服务部东湾分区中心行为心理学家黄伟合教授关于功能性行为分析①的讲课，一听就是两天，非常详尽地了解了解决自闭儿行为问题的干预方法。

从专业和学术角度来说，对于孩子一个行为问题的分析和解决，需要有好几位专业老师进行观察、纠正，并通过精准而科学的方式予以记录。很多家长可能会问，这有实际的操作意义吗？家长们到哪里去找那么多的专业人员去观察、去执行、去记录、去研究呢？的确，很多方法只是在实验室里论证的结果，可操作性有时很差，但孩子的问题却是现实的，是我们必须面对和解决的，所以我们必须要想出一些办法来，融会贯通，找到可操作的点，尽力帮助孩子去改善。

行为分析最重要的一个理念就是认为任何行为背后都是有原因的。这一点我深有体会，即作为家长对孩子要有充分的了解，要细心观察孩子的各种表现。很多家长都会到我这里来寻求行为问题的解决方案，但是当我问到孩子为什么会有这种行为的时候，家长往往会说："我不知道呀！"有时候，我也会问家长孩子喜欢什么、不喜欢什么、有没有什么习惯，可很多家长对于自己孩子的性情、习

---

① 功能性行为分析（Functional Behavioral Assessment，FBA）：以行为分析为基础，先系统、全面地寻找行为问题产生的原因（包括个体因素和环境因素），然后提出若干解决方案，并且不断地调整，直至问题得以解决。

惯看起来似乎并不是很清楚。

父母是孩子最亲近的人，我们没有办法依靠强大的专业人员来帮助孩子实现改变，只有依靠自己。如果无法做到对自己的孩子了如指掌，那怎么帮助他们进行改变呢？面对孩子的每一个行为问题，我们一定要弄清楚导致这个行为问题发生的原因是什么。是孩子的需求没有得到满足？是习惯性的耍赖？是孩子没有什么事情可以做，只能用晃手、玩轮子来打发时间？是孩子的思维固执刻板，不愿意改变？是孩子对于外界环境的改变过于敏感？是当孩子抓别人眼镜、朝窗外扔东西时，家长强烈的反应强化了他这样不当行为的发生？还是天气太热，或者肚子饿、口渴、生病了？当然原因各种各样。很多成人往往把所有的问题都归结为孩子"自闭"，但这不是我们推卸责任的理由。特别是孩子由于某些生理因素以及环境改变引起的行为问题，往往是被大家所忽视的。

只有找到了问题的症结，我们才能够对症下药。如果确实是生理上的原因，只要解决生理上的问题就可以了；如果是对环境敏感，则需要一个适应的过程，家长可以使用多种方法为孩子"脱敏"。比如事先告知孩子要去某个地方，或是多带孩子去几次，让他消除不安感。在对待孩子无理取闹的时候，冷处理是一个好方法。只要他不伤害自己和他人，让他闹一闹、哭一哭，等到他发现哭闹不能解决问题时，这种不当行为就会慢慢减少。

有时候孩子很聪明，会做出一些看上去很像自伤的行为，但是细心的家长会发现，这些行为其实是做给大人们看的，对孩子自己

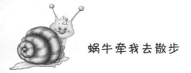

的伤害并不大。一旦孩子发现即使再怎么哭闹、自伤，他的要求仍然没有办法被满足，就会慢慢停止哭闹、自伤。同样，对于那种因为大人的强烈反应让孩子感觉好玩，从而不停地重复某个不良行为的情况，大人们不去理他，就当什么事也没发生过，让他觉得没趣味，慢慢地他的这种行为就会逐渐减少。

另外，让孩子永远有事情做，也是解决行为问题的一个好方法。这需要家长们合理安排好孩子的时间，让他的注意力永远被我们所牵制，这样也能防止孩子总是沉溺于自己的世界中。

不能等行为问题已经发生了，我们才想着去解决，而是在行为问题发生之前，我们就要想办法转移孩子的注意力，将行为问题扼杀在摇篮里。这必须建立在对孩子完全了解的基础之上，对于孩子的行为要有敏锐的觉察。的确，这不容易做到，可是在齐齐行为问题最为严重的时候，我做到了。虽然不是百分之百，但大部分的行为问题都是这样被化解的。

绝大多数的行为问题都是比较容易解决的，只要我们做个有心人。随着孩子们慢慢成长，认知、理解能力逐渐提升，他们的行为问题也会随之发生变化。不过从另一个角度来说，产生行为问题并不一定都是坏事。

在课间休息的时候，昊昊妈妈让昊昊把饼干和小朋友们分享，但是昊昊不愿意。虽然他手里有一大包饼干了，可任凭妈妈怎么说好话，抑或是杰杰拼命凑过去想拿他手里的饼干，昊昊就是抓着不松手。

昊昊妈妈笑着告诉我说，以前昊昊可不是这样的，永远对自己的东西无所谓，只要他手里还有一点吃的（昊昊喜欢吃），他就会把多出来的分给任何人，最近这几天才发现昊昊开始不愿意把自己的东西分给别的小朋友了。原来是昊昊进步了，他开始明白东西是有所属的，对于自己的东西，他开始有了占有意识。

虽然每一个阶段都会出现不同的问题，但是只要孩子在成长，他们就会变得越来越听话，越来越可教育，越来越有规矩。如果孩子们各方面的能力和表现一直在朝好的方向发展，那么解决行为问题终将不是一件难事。

 本章提示与建议

1. 在解决行为问题之前，要先分清楚产生行为问题的原因是什么。如果是对环境刻板，可以利用"脱敏"法来解决；而那些无伤大雅的特殊爱好和刻板思维，父母可以宽容地予以对待。

2. 有些行为问题并非是自闭儿所特有的，帮助他们尽快成长起来，可以有效改善一些行为问题。

3. 对于由家长溺爱所造成的行为问题，父母需要反省一下自己的家庭教育，就算是自闭儿，也要根据能力发展情况遵守一定的规矩。

4. 仔细观察孩子，发现行为问题背后的原因，为孩子创造环境，用转移法让孩子一直有事情做，把行为问题扼杀在摇篮里才是最高明的做法。

第7章

社交、社交、社交

自闭儿的核心症状是社交障碍。社交问题，自然也是家长们最为关心的。有的家长会把孩子产生的所有问题全部指向社交，认为有了社交便有了一切，但在实际的操作过程之中，却发现并不是这样。社交是最复杂的一种能力，是认知、理解、规则等综合在一起的一种技能。

　　从表现形式来看，成年人的社交更注重语言沟通，而孩童的社交则更多地表现在玩的方式上面。对于我们的孩子而言，这两方面都不是他们所擅长的。就算是普通成年人，也有那种羞于人际交往或社会交往技能不高的，又何况是我们的孩子呢？所以从根本上来说，我们首先要改善自闭儿这两方面的能力，其次才是帮助他们逐渐增强社交技巧。

第1节 让孩子学会玩

　　最近几年，针对自闭儿社交问题的解决方法如雨后春笋般涌出，比起前些年大家的关注点还是放在孩子的语言和认知上，可谓有了很大进步。如今不管是各位专家还是机构的老师，都已经认识到游戏对于提高自闭儿的社交能力有着不可或缺的作用，像RDI（人际关系发展干预训练）、PCI（游戏与文化介入）、地板时光、沙盘以及音乐、美术等一系列的艺术治疗等，归根结底都和游戏有关，只是通过不同的媒介去产生效果。

　　我们急于让孩子们在游戏当中获得进步，却往往忽略了他们从中得到的愉悦情绪。游戏变成了一项又一项的训练，而不是孩子们自发参与的、让身心得到释放的通道。很多时候，我们在一些机构中看到老师、家长拖拉着孩子去参与游戏，而孩子们的眼神、行动却常常是游离在外，需要老师和家长一次又一次地拉回来，才能持续地进行"游戏"。

　　很多人认为，正是因为自闭儿缺乏做游戏和社交的能力，所以才必须坚持进行"游戏"训练。事实真的是这样吗？

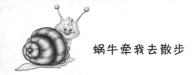

在我接触的自闭儿之中，完全不能与人沟通的孩子几乎是没有的。多数自闭儿都想要和人沟通，但往往苦于找不到沟通的方式，或者缺乏做游戏的技巧，通俗一点讲，就是"不会玩"。正因为这样，他们所采用的方式看上去就是杂乱无章地东碰一下、西撞一下。他们不知道如何与人接触或参与游戏，有时就会推人或打人，看到其他孩子在玩的时候，还会过来"搅局"。有一些语言还不错的自闭儿会告诉大人，其实他们很想参与游戏，他们同样也会因为无法和别的孩子玩在一起，或者对方不愿意让他们参与游戏而痛苦。他们渴望有朋友！

从另一方面来说，自闭儿通常比较刻板，不能适应太大的变化，这也是他们无法融入普通孩子游戏之中的很大原因。在做游戏时，除了需要掌握相应的技巧和规则之外，游戏的过程和结果往往很难预料，这会让自闭儿不知所措。对于这样的孩子来说，游戏的设定要相对单一、目标明确，当他们掌握了一些简单的游戏之后，同样也会享受到游戏所带来的快乐。

凯凯是个伶俐的孩子，不仅话说得不错，而且在记忆某些事物方面比同龄的孩子还要强一些，可是在幼儿园里，凯凯完全无法适应集体生活。除了上课时会站起来随意走动，没有办法遵守幼儿园的各项纪律之外，他和其他的孩子完全没有互动。做操、玩游戏的时候，他总是游离在外，自己玩自己的。如果别的孩子在搭积木、玩玩具，他不是抢人家的玩具，就是把人家搭好的积木推倒，并以此为乐。

妈妈带凯凯去医院检查，才知道他有自闭症倾向，于是带他到中心参加训练。记得凯凯第一次来上课的时候，妈妈让他喊"陈老师"，他眨巴眨巴眼睛，居然冲着我叫"miu老师"。"他就是爱和我唱反调！不配合、没规矩！"妈妈这样形容凯凯。

上中班的凯凯语言记忆能力非常强，甚至超过了他的实际年龄，但是他的感觉动作能力很差，几乎和一岁多的孩子差不多。这除了会影响凯凯的空间感和视动统合能力发展，也影响了他与别人配合以及玩耍的能力。

我们中心的老师让凯凯在垫子上翻一个跟头，只见凯凯头朝地，屁股撅得老高，却没有办法翻过去；老师拿了一只皮球丢给凯凯，凯凯把球朝旁边一扔，哈哈大笑起来；老师又让凯凯拍球，凯凯手还没有碰到球，球已经滚到一边去了……

老师并没觉得凯凯有什么不对，只是把他当成更幼小的孩子来看，并设计了一些既适合他又更容易控制的运动。比如拉着他的手走平衡木、溜滑梯，辅助他学会前翻，缩短丢接球距离，只要他把球朝老师方向丢就立刻给他表扬……不到三个月，凯凯在运动方面就有了很大进步，甚至还可以两只手同时拍两只球。在运动的过程之中，凯凯逐渐学会了听从老师的指令，并与老师进行配合。

听老师口令做动作是最容易让孩子与成人配合起来的一项练习，关键是所设置的运动内容要符合孩子的能力，并逐渐提高难度。孩

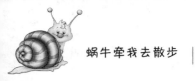

子在运动之中不仅与大人建立了简单的配合，而且掌握了参与游戏的规则，如等待、轮换和比赛，这其实就是社交的雏形。

幼儿园的老师也肯定了凯凯训练的效果。虽然上课时凯凯的眼神还是常常不看老师，但至少已经能在小凳子上坐下来了；做操的时候，他的动作虽然没有完全跟上节拍，但是已经可以跟着音乐动起来；而在游戏中，他也不再抢别人的玩具，知道要等别人玩完了，自己才可以玩。

半年以后，我再看到凯凯时，他比之前明显有了很大进步。妈妈再让他喊"陈老师"，他也能乖乖地跟着说"陈老师"。

配合是社交的开端。我们不应该奢望自闭儿先学会社交再进行配合，而是应该慢慢让孩子们在配合的过程之中建立社交的基础能力，随着运动技巧的提升，让他们学会"玩"。

家长们常常会抱怨孩子胆小，不能适应环境，不喜欢玩，小的时候，那些淘气堡、跳跳床之类的都不敢上去，商店门口的电动玩具坐椅，一放上去就又哭又闹。这不能排除自闭儿天生对环境敏感和感知觉方面有异常，除了"脱敏"一说之外，我更倾向于去提高他们的感觉动作能力，让他们更多地体会平衡、垂直、距离、角度、节奏、方向等。他们的感受愈多，能力才愈强，对自我身体的控制才愈有把握，也更显自信。

在我们的儿童发展中心，除了那些简单的运动之外，对于那些能力慢慢提升上来的孩子，老师会教他们拍球、运球、跳绳、踢毽子、打乒乓球等，并且会变着花样让孩子们进行各种比赛、游戏。

在这个过程之中，游戏的规则和竞赛的意识也逐步被灌输给这些社交能力不强的孩子们。

从齐齐五岁开始，每周六我都会带他去学画画。那个绘画班里有各种不同年龄的孩子，趁着课间的时候，他们总会在一起打闹、玩游戏。刚开始时，齐齐只会跟着几个男孩子在操场上追来追去。有些大孩子齐齐怎么也追不到，然后那些大孩子就开始嘲笑齐齐跑不快，而且也不够灵活。我并没有去责骂那些孩子，而是鼓励齐齐参与，并告诉他，那些孩子本来就比他大，跑不过他们也很正常，所以齐齐从来都没有觉得自卑或难过，而且他还会告诉我，哪个孩子最调皮。

但是后来，我发现齐齐被一群女孩子拉过去玩了。原来，不知道是谁带来了一个毽子，她们分成两组比赛呢。正好老师已经教会了齐齐踢毽子，而且踢得还不错，所以女孩子们都争着拉齐齐到自己那一组里。他在这样的游戏之中如鱼得水，大受青睐。

试想一下，如果齐齐没有那些运动技巧，只会使用刻板简单的语言，他如何能够得到普通孩子的认可？如果妈妈只是一味地呵护孩子，生怕孩子受到欺负，孩子怎么能够渐渐成长起来呢？正是出于这种考虑，与其他的自闭儿相比，齐齐有更多的机会和普通孩子交往，去学习普通孩子的语言方式和行为习惯。

对于思想刻板、行为怪异的自闭儿而言，要和普通孩子们建立起社交关系并不是非常容易的事。他们似乎天生对语言缺乏感性认识，而且总是从自我的感受出发，很难进行换位思考，对于潜在规

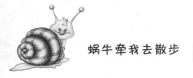
则的认识有着一定的困难。这就需要我们有针对性地去帮助他们。

齐齐六岁多的时候，在一些好心的老师帮助下，他进了一家公办幼儿园。其实，他已经到了上小学的年龄，但是混在比他小两岁的孩子们中间，他的语言和行为相对还是幼稚很多。

宋老师是一个有着十多年教育经验的幼儿教师，之前也曾带过一个特殊孩子，再加上对于齐齐本身遭遇的同情，入学之后，她给了齐齐莫大的帮助。

每天早上入园后的自由活动时间，小朋友们都会参与各种角色扮演的游戏。教室里每个角落都有一个场景，如银行、餐厅、理发店、图书馆等。开始的时候，齐齐还不知道如何去参与。宋老师就先教他做银行的职员。小朋友过来了，就问"你要存钱还是取钱？"根据小朋友的回答，再把钱收进来或把钱给小朋友。如此往复，慢慢地齐齐就学会了如何做银行职员，也学会了数5以内的代币。

银行职员是这里所有角色中语言最机械、最简单的一种。学会了做银行职员之后，宋老师才慢慢带领齐齐进入别的角色之中。还是从简单的开始，比如扮演理发店或餐厅的顾客，或去图书馆借阅图书等。班里其他的孩子，都成为齐齐学习时最好的配合对象。在老师的带领下，整个游戏的难度既不会被拉得太高，又完全是在自然状态之下进行的。

孩子们的语言、动作、行为，都对齐齐产生了很大影响，在不知不觉中，齐齐学会了很多普通孩子的语言，以及发生事情时的反应与表现。及至后来很多人都觉得齐齐的语言特别自然，这和他当时参与了这么多角色扮演游戏是分不开的。

半年之后，齐齐在这样的游戏当中就游刃有余了。当然他的能力还不足以去扮演爸爸、妈妈或餐厅老板这样的主要角色，但偶尔他还是会扮演一下弟弟或餐厅服务员之类的角色。

宋老师的另一个办法是给齐齐布置一些小任务，比如去隔壁班级借一把椅子、拿一本书或送一件玩具。宋老师先是找另一个孩子陪着齐齐一起去，之后就让齐齐单独行动，而幼儿园里的其他老师和阿姨也特别友善，总是耐心等待齐齐正确的回答。

齐齐是个幸运的孩子，不管是在幼儿园还是上学之后，都碰到了对他非常慈爱的老师。上了小学之后，班主任李老师一直都是把齐齐当成普通孩子来看，学校里所有的活动，如春秋游、游园、参观、实践、运动会、广播操比赛，齐齐从来没有落下过，也从来没有因为自己的行为而受到老师额外的指责。无论是校长还是各科老师，甚至学校的普通校工，都没有把齐齐当成一个另类来看。虽然有些小朋友知道齐齐的问题，但是没有一个孩子为此嘲笑过他，大家都感觉齐齐是班里的一分子，对于齐齐偶尔不良的言行也就见怪不怪了。

当然，生活本身并非一帆风顺。记得四年级的时候，我如往常去接齐齐下课，正和李老师交流着，一个女孩子来告状，说隔壁班的某某中午的时候打了齐齐。谁知道不说不要紧，这一说齐齐居然开始哇哇地哭起来，大叫着："妈妈，我要退学，我不来上学了。"还好李老师对他很了解，马上就安慰他："你喜不喜欢同学们？要不

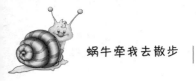

要和同学们玩了？喜不喜欢李老师？"齐齐才抽抽噎噎地说："喜欢的，要玩的……""那还退学吗？""哦，先不退学了。"

之后，我才了解到，齐齐是因为说了不好听的话，激怒了那个孩子，最终引来拳脚之祸。通过这件事情，我也开始慢慢地教齐齐什么样的话可以说，什么样的话只能告诉妈妈，不能当着其他人面说。当然对于自闭儿而言，这并非是一件容易的事。

社会本身就是这样，要想在这个复杂的社会之中活得自如，对成人来说尚且不容易，何况又是这样的孩子。既要让孩子正确认知这个社会，又要在社会交往当中不被过多地打击自尊和信心，这并非只是自闭儿妈妈的功课。很幸运的是，齐齐一路走来，碰到了好的学校和好的老师。

所以说，提高孩子社交能力的理想场所是在普通幼儿园和学校的自然环境之中，而并非康复训练的课堂上。游戏本身是好的，但要根据孩子的实际情况去实施。如果一个孩子基本的动作功能尚未建立起来，一点基础也没有，而是被大人强迫着去参与，这样的游戏课程没有任何意义。如果孩子在游戏课上的表现不尽如人意，那还不如把这些时间用在提升孩子的运动技巧、语言发展和理解认知上。

关于社交，家长们还有另一个误区，就是喜欢迫不及待地把孩子送到幼儿园、学校去，似乎所有的家长都会说这样一句话，"你看，孩子已经自闭了，把他送到幼儿园去，有个正常的环境，和正常的小朋友接触接触总归是好的。"

我很理解家长的心情，但是，我们必须理性地来看待孩子们的问题。孩子去了幼儿园就真的能社交了吗？特别是那些语言有障碍、配合能力又差的孩子，送去幼儿园，才是真正耽误了孩子最佳的特殊教育时机呢。

月月第一次来我们中心时才两岁多一点点，一双眼睛大大的，长得很漂亮。她的视觉使用频率特别强，完全没有要说话的意思。老师们尽心地训练她，三个月以后，月月开始有了配合，也有了一些想要模仿老师口型的意愿。这时正巧碰到九月份幼儿园开学，家里老人决定把月月送去幼儿园，并坚持说，月月只不过是有自闭症倾向，在正常环境下，孩子会进步得更快。

月月再次回到中心继续训练已是一年之后，孩子仍然没有语言，也没因为有了正常环境而使社交能力和行为有所改善。对于一个孩子而言，一年的时间是如此宝贵。由于幼儿园里的老师无法对孩子进行个别指导，而且普教老师也不知道孩子的问题在哪里，应该从哪方面去介入，白白浪费了孩子的大好时光，真是令人惋惜。从社交的角度而言，能力弱小的孩子完全是游离在普通孩子之外，又如何能达到"接触"的目的呢？

我们不能一味地让自闭儿为社交而社交，必须关注社交能力形成的基础，以及根据孩子的实际情况创造有利于社交的环境，其中让孩子学会如何去玩是非常重要的。

第 2 节　主动语言是什么

　　自闭儿有的不爱说话，喜欢用眼睛去观察；有的特别爱说话，像阿斯伯格征的孩子会整天说个不停，但他们的语言多半是机械式和无意义的，比如说背广告词或报地铁站名。就算有的孩子能和别人进行一些对话，他们的语言也是自我的或只按自己的套路来，所以往往无法和他人形成有效沟通。

　　我不知道"主动语言"是从何而来的，可是很多家长或老师都喜欢用这个词语。一旦孩子能够有意识地表达一些有意义的词或句子时，家长、老师们都会欣喜异常，认为这个孩子既然有"主动语言"，那他肯定是进步了，或自闭的程度不那么严重。当自闭症的核心特质被标示为"社交障碍"以后，沟通的最大要素——如何使用语言，自然是家长们最为关心的问题之一，而多数的自闭儿又不会主动说话，所以"主动语言"被发明出来也就不足为怪了。

　　每个训练者都在谈主动语言，却没有人能说清主动语言究竟是什么。不可否认的是，有的自闭儿能说、爱说、理解力相对好一些，这似乎更容易教些。而对于那些没有所谓主动语言的孩子，我们又该如何入手呢？把问题复杂化和神秘化，只会让我们更加无从下手。如果直白到"如何让自闭儿能够一步一步地使用语言和他人进行沟通和交往"这样一个话题，是否会更切合实际呢？

宇宇是中心目前资格最老的一名学生。记得他刚来中心上课的时候，还只是一个五岁大的小朋友，现在已经是十三岁的半大小伙子，个头比老师还要高，身体又壮实。每天下午，妈妈或外婆会准时把他送到中心上课。

宇宇就是那种不太爱说话的孩子。可是，每当他完成一项功课后，他就会和老师提要求："刘老师，我做好了，帮我抓痒痒。"做完运动，他又会说："刘老师，帮我擦汗。"下课的时候，妈妈一出现，他就会说："妈妈，晚上吃火锅。"……虽然宇宇不是那种各项能力都很强的自闭儿，但是经过训练之后，当有需求时，他已经学会用语言主动、正确地表达出来。

对于自闭儿的语言表达训练，我们不能一味地期待他有"主动语言"，而应该一步一个脚印地帮他们做好最基本的操练。

首先，练习仿说是提升语言表达能力的根本。家长的心情总是那么焦急，当孩子刚刚学会说一两个或两三个字的词语时，便迫不及待地希望孩子能够主动进行表达，可实际上这往往是徒劳无功的。因为很多自闭儿天生都属于视觉学习者，语言相应地就会发展迟缓一些。这个时候，我们不如把重点放在如何让孩子多说、如何把句

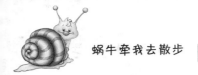

子说得更长上。家长们可以多给孩子进行语言方面的刺激，让孩子多听儿歌、童谣，或者根据孩子的理解能力给他讲简短的小故事等，努力为孩子的语言表达打下基础。

很多自闭儿就仅止步于仿说，如果问他问题，他也只是把别人说过的话重复一遍，不知道如何回答，其根本原因在于孩子对语言不理解。对于不理解的事物，孩子又如何能主动表达呢？就如同我之前所说的，理解能力的基础是视知觉功能的提升。这个时候，我们需要做的是帮助孩子提升视知觉功能，即根据孩子的能力状况，设计涂色、走迷宫、剪纸、连线、跟画、仿绘等练习。这些训练最好能够在专业老师的指导下进行或者家长已经具备足够的专业技术，因为视知觉功能的练习比较复杂，每一个图形所针对的能力、年龄不同，教学方法和重点也不同，效果当然也不同。有时候，如果教学方法不对，还会适得其反。

在我的经验里，有些孩子视知觉功能提升之后，语言突然之间就变得灵活起来。有一次，一位家长欣喜地告诉我，孩子在家里的时候，看到阿姨走出去了，突然就问："阿姨是要到哪里去呀？"这在以前是没有的。我们之前并没有让这个孩子做过语言方面的练习，这只是他的视知觉功能提升之后，对于自己所看到的景象有了感知，才会主动问问题。

自闭儿的思维是直白或刻板的，而语言又非常抽象。基于这种特征，亲身体会和经验对于加深他们的理解非常有必要。比如，我们在教"苹果"这个词的时候，不能简单地给孩子看看图片或实物就可以了。我们可以让孩子看看不同颜色、不同类型的苹果，让他们仔细摸摸苹果的外皮、闻闻苹果的味道。还可以切开苹果让孩子观察一下，不仅可以竖着切，还可以横着切，因为竖切和横切苹果内部产生的图案是不一样的。当然，最后还要让孩子去品尝苹果的味道，这样他们才能切实了解"苹果是甜的，也有酸的"这一概念。有条件的话，还可以带孩子去看果园、采摘苹果。上海周边没有苹果园，但是每年我都会带齐齐去采草莓、摘葡萄，这样的经验对于孩子提升理解能力、丰富语言、增加生活常识等都大有益处。

很多自闭儿常常处于"饭来张口、衣来伸手"的状态，家长忙着带孩子去医院、上机构，却很少有人想到实实在在地教给他们生活中的常识。其实，生活即是学习，水是如何烧开的、四季是如何转换的、冰淇淋是如何融化的、生鸡蛋里面有什么……如果家长能做个有心人，孩子们在平时就可以增长很多生活常识。

对于某些抽象词汇，如形容词，自闭儿通常很难理解。这时，我们可以先从简单直白或他们有经验的词入手，最后才深入到抽象的词汇中。什么叫"人声鼎沸"呢？我们可能真的需要带孩子去一些人比较多的地方，如菜市场或大商场，并用直白的话来解释，"人很多，声音很大，很吵"。孩子们有了体会、有了理解，才有说话、交流的资本。

孩子有了说话的基本能力后，我们还要给他创造使用语言的环境。像之前提到的宇宇，他不太爱说话，各方面的能力也不是很强。老师和妈妈在教他的过程之中，给了他很多机会去练习说话。每次

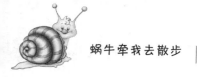

做完功课，老师就一定要求他说"刘老师，我做好了"；吃饭的时候，妈妈也会要求他说"妈妈，我饿了，我要吃饭"。

久而久之，在一些熟悉的场景下，宇宇知道用什么样的话语来表达自己的需求，甚至有时还会制造一些惊喜。当老师教会了他理解什么是"喜欢"后，有一天，他突然对老师说出"我不喜欢做数学，我喜欢吃火锅"这样的话来。

在语言沟通和交流方面，自闭儿确实存在一定的障碍。痛苦和抱怨没有任何用处，还不如从最实在的事情做起。我很佩服宇宇妈妈，这么多年来不放弃，对自己的孩子有信心，永远抱着一线希望。而宇宇在系统、科学的特殊教育之下，当他需要沟通的时候，已经有能力去做简单的语言交流。

自闭儿能不能说得更多、更主动一些呢？以往我们看到的成功案例，多是那些相对爱说话且智商比较高的阿斯伯格征孩子。我的齐齐在两岁半的时候，有着自闭儿所有的典型特征——无口语、基本无眼神交流、不配合、认知差。而之后在对他进行训练的过程中，我发现他并没有某些自闭儿的超常智商，每学习一项新内容，都要经过成百上千遍的练习，他的思维始终是线形的，无法融会贯通。直到现在，在某些方面，他仍然比不上比他小很多的普通孩子。

当齐齐开始有了一些简单的语言后，我发现他有两个喜好。其一是汽车，他会要求我给他买一本印有各国汽车的卡片书。他反复不断地看，一遍又一遍，然后把里面所有的汽车品牌、型号、产地背得滚瓜烂熟。其二是公交和地铁的线路和换乘站。对于他乘坐过的公交或地铁线路，他一般都会记得，而且会有意识地去背每一站的站名以及如何换乘。大家一定都觉得这只不过是自闭儿的刻板与特殊喜好罢了，但我却不这么认为。既然他有兴趣，我就支持他，而且，对于自闭的齐齐，说不定这是一个很好的突破口呢！

我买了很多关于汽车方面的图画书，以及印有上海所有公共交通线路和站名的上海地图。就这样，齐齐开始有了和我们进行语言交流的话题。

这要感谢我的先生。因为对于齐齐喜欢的这两样，我完全不了解，基本属于汽车白痴和路盲。同为男性的爸爸就不同，他也有兴趣，可以和齐齐一起看书、讨论。有时候，他们还会相互考试，某个品牌的汽车有哪些型号，是哪个国家生产的，你喜欢哪个型号，我喜欢的又是哪个呢，出门看电影、去公园，要乘什么公交车，地铁怎么乘，如何换乘，有几条线路可以到，等等，都成为他们交流的话题，而路盲如我，出门的时候还要问问齐齐到底应该乘几路车呢。因为有了兴趣，孩子的话多了，和父母沟通的意识也增强了，齐齐还很有成就感呢。

但仅有这样的话题交流显然是大大不够的，我们需要制造更多的话题，要让孩子能够了解到我们身处一个很大的世界，有更为丰富多彩的人、事、物。孩子自闭了，父母不能自闭，我们是孩子和外界沟通的桥梁。

后来，齐齐有了更多的经验和体会：坐汽车、坐船、坐飞机、看电影、看表演、看展览、逛超市、逛公园、逛菜场、吃中餐、吃

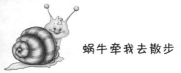

西餐、吃火锅、吃烧烤、学画画、学游泳、学滑冰……除了让齐齐接受训练之外，我和齐齐爸爸的另一个重要任务就是带着他去各种不同的场合，接触不同的人，看不同的景物，让他有不同的体会。既然上天给他关闭了一扇门，那我们就要把上天留给他的那扇窗开得大大的。

在这个过程之中，我们也有意识地锻炼齐齐自我生存以及和不同人交流的能力。比如说，我们带他出去吃饭，会要求他自己向服务员索要餐巾纸。等他能力更高一些后，我们还要求他通过询问自己去找洗手间。在旅游景点，齐齐学会了自己买门票；口渴的时候，他就会给自己买一瓶矿泉水；在云南看那些藏民表演的时候，他也跟着大人们到台前学习跳藏族舞，虽然只是拉着别人的衣服在那里转圈圈，但很显然，他也被这热情洋溢的情绪所感染。

对于齐齐而言，每一趟旅程都是一次新的学习、一份新的体验、一个新的进步。在旅途中，除了获得游历的快乐之外，根据孩子的不同情况，我们会随机设立一些目标，让孩子成功完成是我们的宗旨，然后通过不断练习，最终让孩子掌握这些知识和能力。在有了不同的体验之后，齐齐成了一个爱吃、爱玩、爱乐的孩子，这些不同经历也让他有了更多可以与人交流的话题和内容。

另一个获取知识的途径是看书。其实，在齐齐还不太懂事的时候，我就已经给他买了两套不同版本的儿童百科全书，都是图文并茂的那种。虽然那时齐齐还只会跟着大人仿说，也理解不了什么，但我相信，终有一天，他一定会用上这些书籍的。除了这两套书以外，只要是我觉得对齐齐有用的、适合他的书，我都会一并买回来。

书买回来以后，我并不急着让齐齐看，我会先把书放在桌子上，有时候自己翻翻看看，再观察观察齐齐的反应。有些书正好适合他当时的能力，他就会自己拿过去看，而有些书，他可能只翻一翻就丢下了。这也没有关系，我会把他不看的书放在书架上。慢慢地，他的小书架上摆满了各类图书。

上学之后，每周三是他们学校的图书借阅日，我看到他借的是《名侦探柯南》，于是我就拿出来整套的日本漫画。有时候他借的是《白雪公主》，我就让他自己去找图画版的《格林童话》。后来有一天，他借了一本《埃及探秘》，我就给了他儿童版的百科全书，他好似找到了大宝藏，特别是其中几本关于汽车知识、太空知识和历史知识的，更是放在床头，每天翻阅。

这个时候，他和我们之间谈话所涉及的内容就更为广泛了。从地球的自转、公转到木乃伊的制作，从顶级的跑车阿斯顿·马丁到登上太空的第一人——苏联的加加林，从印度洋海啸到北京7·12大雨和上海的"海葵"台风……有时候，齐齐所了解的信息之多，连我都会自叹不如。

作为父母和老师，我们不要过多地去叹惜孩子自闭了、无法和我们交流了，这样的想法于事无补。在齐齐以及中心一些孩子的成长之路上，我观察到孩子在语言沟通方面进步的过程：句子是如何增长的、理解能力是如何提高的、各种需求是如何逐渐学会表达的、对不了解的事物是如何产生好奇并提出问题的、认知常识的增长又

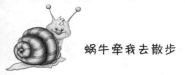

是如何帮助语言丰富起来的。由此可见，语言表达重要的并不在于是否主动，而在于孩子是否会表达，有多少内容可以用来表达。

 本章提示与建议

1. 社交的基础来自运动，孩子和成人建立起配合是社交的开端。教会自闭儿如何玩各种运动器材，是让他们参与普通孩子游戏的前提。

2. 自闭儿参与社交的最好场所是在自然状态下的集体环境中，这需要有老师的辅助和关爱，但前提是孩子要有"会玩"的能力。当能力不够时，让孩子在正常环境之中感受社交往往只是徒劳。

3. 让孩子学会主动表达，要先从需求开始训练，创造时机和环境让孩子说出自己想要的东西和想做的事情。根据孩子的兴趣和喜好，寻找和孩子沟通的话题，以提高和孩子对话的几率，增加孩子主动说话的次数。最重要的是当孩子所有的能力都得以提升，对这个世界的认识提高到某个程度时，才会产生真正意义上的表达。

第8章

要去上学了

暑假终于到来了。如往年一样，每到这个时候，很多家长的心里难免会有些"躁动"。过了暑假就是开学的日子，孩子们在中心学得怎么样了？能不能去小学试试呢？

　　于是乎，每年十月、十一月份，去上学的孩子中，总有几个会重新"回流"到机构上课，其中很大一部分原因是去了以后没有办法适应学校普通教育的环境，而这些孩子也往往是当时老师提醒家长先不要去试着上学的那些。

　　能不能去普通学校接受教育，首先要看孩子是否有足够的能力，能不能适应学校里的生活，能不能学到东西。还有就是上了学之后，对于老师教的课业吸收的程度怎么样，在班级里融合得好不好，同学之间相处得如何，这些问题都必须考虑到。

　　目前，有很多学校还是会排斥自闭儿。从另一方面来说，普通学校并没有太多办法帮助我们的孩子，而且也并不是所有的自闭儿都适合去普通学校，所以，在让孩子去普通学校上学这个问题上，家长们一定要有准备，包括行动上和思想上的。

第1节 上学前的准备

我个人认为，并不是所有的自闭儿都适合去上普通学校。教育本身是可以多元化的，就算是一般的孩子，也并不全然适合学校生活，而目前中国教育的大环境，是要求孩子们听话、乖巧，以学习成绩论成败。教育的功利化本身并不利于孩子身心等各方面的发展，这对于那些学什么都会"慢半拍"的自闭儿来说，更犹如雪上加霜。

有些孩子真的是完全跟不上普通学校的学习进度或很难适应集体生活，对于这样的孩子，父母们就会比较辛苦，只能根据孩子的实际情况，把那些学科知识分得更简单、更细致，尽量教会孩子那些在实际生活中可能用得到的知识，让孩子学以致用。

有谁会比父母更了解自己的孩子呢？正视自己孩子能力和特质的父母，才是有智慧的好父母。虽然我不提倡给孩子们贴标签、定程度，但是作为父母，孩子的情况如何，和别的孩子比一下就很清楚了。如果孩子的能力真的很弱，说话的句子不够长，理解不是很好，适应环境的能力也不是很强，就应该暂缓去学校的进程，让孩子把基本能力学得更稳固、扎实些，晚一两年甚至两三年去上学都

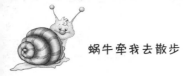

没有关系。

有很多家长会说，孩子已经七八岁了，已经晚一年了，再晚上学的话，个头都比别的孩子高出一大截了。我想说的是，父母们，让孩子去上学并不是为了我们的面子，重要的是看他们去了学校能不能有进步、有所得。

所谓"成功的路不止一条"，父母们一定要根据自己孩子的情况灵活机动地做决定。可能孩子现在去学校学习有困难，那就过个一两年，等孩子进步了，就可以去上学了；上了一段时间，如果孩子跟不上，就回机构学学，父母也再教教；有进步了，再回去上学就是了。九年义务教育是国家强制实行的免费教育，只要保留学籍，学校是没有权力把孩子推出校门的，所以，父母们要想明白，为什么要送孩子去学校，去学校是为了学什么，目前孩子的情况能不能去普通学校学习。

我们的孩子要能在学校里待下去，且不论有没有学到东西、成绩如何，首先，也是最重要的一点，即不能影响别的孩子。从幼儿园到小学有一个巨大的变化，就是成为小学生后，要能在长达35分钟的课堂上坐下来，不管听不听，至少不能站起来乱走、插嘴怪叫。若偶尔在课堂上和别的孩子说一两句话、做个小动作、东张西望什么的，就算是问题不大了。

一般来说，普通孩子入小学以后也会有一个适应期，也会出现种种状况，如不会排队、离开座位、上课的时候做小动作或插嘴，不过这个时候还不太能引起老师的注意。差不多一两个月以后，大部分孩子都会逐渐适应小学生活，而那些准备工作不充分的孩子往往就"露馅"了。

孩子的表现差一些，反应慢一点，如果家长和老师能做好沟通工作，老师对孩子宽容一点，也没什么大问题。如果孩子在课堂上总是没有办法安静下来，那他要继续在普通学校待下去就不会太顺利了，毕竟他确实影响了学校正常的教学秩序。就算学校愿意接受我们的孩子，其他同学的家长也会提意见，父母们也就不好意思继续让孩子在课堂上影响他人了。毕竟普通孩子上学还是为了学习知识的，这是一个很现实的问题。

有的妈妈主张去学校陪读，我也确实碰到过几个这样的案例。有的成功了，有的却以失败而告终。我的观点倾向于不陪读。家长们要清楚孩子上学的意义到底在哪里，说白了，就是要让自闭儿去适应普通孩子的集体生活。一个家长坐在教室后面，无时无刻不对孩子指指点点，不仅影响老师和其他孩子正常上课、学习，而且孩子在家长指导下所做到的也未必是他真实能力的体现。一旦离开了陪读，试想有多少是他可以独立完成的呢？

齐齐从幼儿园到小学，从来没有"被"陪读过。这个好处是显而易见的，一旦孩子有了足够的能力和必要的帮助，在自然环境之中学习到的语言和交往能力是家长和机构没有办法模拟出来的。到现在，齐齐可以独自乘公交车、去游泳、买东西，这些能力的养成和没有陪读有着密切的关系。当然，如果只是因为孩子一时对环境敏感，请妈妈去安抚一下情绪，等孩子能适应后，再慢慢退出陪读，

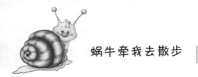

这也是帮助孩子适应学校生活的一个方法。总的来说，陪读的目的应该是为了保证最后能不陪读。

如果孩子的纪律马马虎虎能过得去，出现的状况至少能让老师接受，在学校待下去的可能性就比较大。现在的学校越来越多地接触到这样的孩子，包容性比过去好了很多。虽然难免会出现几个顽固的校长或势利的老师，但确实有更多的学校愿意接收这样的孩子。毕竟人心都是向善的，社会也在进步之中。

说实话，自闭儿上学很大程度上还是家长的功课。选择上哪所学校？是上公办学校还是私立学校？到底上几年级（多数自闭儿都会晚上学）？和学校校长如何沟通？进入学校以后，如何同班主任老师交代孩子的情况？要不要如实和老师讲？抑或不告诉老师，让孩子在班级里"混"？孩子的纪律或学习出现问题时，如何和老师沟通？和同学们出现摩擦后，又该如何处理？这一系列的问题与其说是孩子们要过的"坎"，还不如说是对爸爸妈妈智慧的考验。

我通常都会建议家长让孩子上公办学校，就是按户口所在地区安排的那种。学校没有理由回绝，国家义务教育嘛！这样孩子会比较顺利入学。如果晚了一两年上学，可以借口说孩子身体不好，或者老家在外地等，这也是学校可以接受的理由。至于要不要和学校交代孩子的问题，则要视具体情况而定。

在大家都不太清楚自闭症是怎么回事的前提下，我一般都会建议家长先不要急着告诉老师孩子是自闭儿。因为网络上对于自闭症的介绍会让老师产生一个错觉：孩子很差，不会讲话，不会沟通。

事实上，能去学校的孩子通常都有一定的认知和沟通能力，何况他们在成长的过程之中还会不断进步。如果很唐突地告诉老师孩子有自闭症，说不定就先把老师吓住了，但是也不能什么也不说，直接把孩子往班里一塞，因为对于这样的孩子，老师真的不知道从何下手。如果不事先和老师打招呼，等到老师自己发现孩子有问题，就会觉得家长对孩子漠不关心。如果家长都不关心自己的孩子，又怎么能盼望别人来帮助他呢？所以还得说，关键是怎么说，说到什么尺度。

"我的孩子比较调皮，他的理解能力不是很强，他的动手能力不是很好，他的自控性不太好，他很多动，他适应环境的能力比较差，他在不舒服的情况下会大叫……"我们可以先不告诉老师孩子是自闭症，而把孩子的表现如实地和老师进行探讨，并诚恳地请求老师对孩子进行帮助。这样的话，一方面，老师会更多地关注孩子，另一方面，也会觉得家长很关心孩子，愿意与老师沟通。等到老师发现孩子的确在某些方面和其他孩子不一样，估计已经过了一段时间，内心就会慢慢开始接受这个孩子。

这时，我们可以根据当时发生的情况以及老师的态度，慢慢透露孩子的情况。必要的时候，家长一定要争取老师对孩子的同情，告诉老师自己带这样的孩子有多艰辛，在孩子身上付出了什么。这个世界毕竟是好人多！等老师对孩子有了感情，对家长也有了信任之后，相信一定会慢慢接纳我们的孩子。

齐齐的上学之路也并不是一帆风顺。从他两岁多被托班的老师

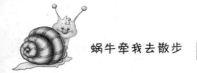
发现问题之后，我就带着他去医院诊断，上机构训练，找专家咨询……等到齐齐开口说话之后，我也像其他父母一样，希望他能尽快融入普通幼儿园的学习生活中。齐齐快四岁的时候，我又把他送入家门口的幼儿园。庆幸的是，因为是地段生，尽管老师们颇有微词，但并没有把齐齐赶出来。渐渐地我发觉，虽然我每天硬着头皮把齐齐送去幼儿园，可孩子一点进步也没有。

有一次幼儿园家长半日活动，我也去参加了。从八点半进校、玩游戏、做早操、吃点心、上课、唱儿歌，一直到十一点吃午餐，没有一项活动是齐齐可以参与其中的。看到齐齐一会儿冲出队伍满操场跑，一会儿又跑出教室到厨房探视一下，一会儿又在教室里兴奋得大笑大叫，那时候的我，真想找个地洞钻进去。

直到我办了儿童发展中心，果断让齐齐参加大强度的能力训练。一年多以后，齐齐在说话、表达、行为、动手能力等各方面都有了大幅度提高，我才又恢复信心，把他送去幼儿园。

我永远都记得那个令人忐忑的夏天，由于齐齐不能马上适应在教室里坐下来听课而被一家私立幼儿园婉拒。虽然有一些气馁，但我并没有失去信心，内心总有一种力量推动着我前进。

上天待齐齐真是不薄！因为一位热心家长的介绍，我遇到了华东师范大学的周念丽副教授。周老师把齐齐推荐到了区内唯一一所有特殊教育班的幼儿园——兰溪路幼儿园。为显诚意，报名那天我特意起了大早，第一个等在幼儿园门口。园长虽然看上去挺严肃，但对孩子却非常和蔼，仔细观察了孩子之后，说道："你这个孩子的理解、语言倒还是可以，放在特殊班里有些可惜了，你先带孩子回去等待回音。"过了几天，区里的特殊教育教研员李老师打来电话，安排齐齐去了另一家普通的幼儿园——岚皋路幼儿园。

暑假终于过完，怀着一颗不安的心，我盼来了开学。幼儿园的长廊上，我带着齐齐等在园长室门口，内心的感受无法形容。骄阳、斑驳的树影、幽长的走廊、孩子好奇地东张西望、我无法平静的心。那长长的几分钟，全世界似乎都是寂静的，只有我的心跳。

齐齐被分配在宋老师的班里。在开始幼儿园生活的前一两个月，他并不十分适应，还会有走出教室到处转悠的情况。班里的两位老师很是负责。一位老师上课的时候，就安排另一位老师单独带齐齐，慢慢地齐齐就能在教室里坐下来听课了。每天做早操时，朱老师总是单独带着他。也许是朱老师绘声绘色的表演感染了齐齐，他总算能跟着大伙儿动了起来，虽然他的动作略显笨拙和不协调。

到了下半学期，齐齐已经完全适应了幼儿园的生活，特别是社交能力有了很大提高，不仅能参与游戏，还学了不少孩子们的语言呢。一年之后，齐齐顺利进入了一所普通小学就读。五年的小学生活，在老师和同学们的共同关心与帮助下，齐齐又有了很大进步。

说到齐齐的好运，我还有一个法宝，那就是作为家长，一定要懂得感恩。这一路走来，若不是有那么多好心人对齐齐的帮助，他不可能取得现在这么大的进步。作为齐齐的家长，对于每一位医生、老师以及其他所有帮助过齐齐的人的辛勤付出，我都报以极大的肯定和感激。

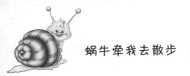

在目前的情况下，自闭儿要上学真的非常不容易。因为没有太多经验，老师也不知道如何去帮助我们的孩子；而实际上，因为班里有了一个自闭儿，影响别的孩子学习，老师的工作量有所增加是必不可免的，所以，我们应当感谢这些老师们的付出。

反过来说，老师也是有血有肉的人，看到父母带着自闭儿的艰辛以及为孩子所做的一切，内心肯定会有所触动。在得到了来自家长的肯定和鼓励后，他们会知道自己的工作是非常伟大和有意义的，怎么会不愿帮助我们的孩子呢？有了良好的沟通和情感的培养，那些教齐齐的老师们都已经成了我的好朋友，他们都是发自内心来关爱齐齐成长的。

为人父母，千万不要有太多抱怨！虽然我也知道，现在仍然还有很多人，包括学校的老师不了解自闭儿，甚至歧视自闭儿，有的学校、幼儿园不愿意接收自闭儿，但从家长的角度而言，抱怨对孩子没有任何好处。我们要用自己的智慧去为孩子选择康复的手段、教育的方法，甚至创造更好的未来……

齐齐一路走来，和所有的自闭儿一样，也参加过一些训练班，当然不可能所有的训练班都一样的好；去过很多医院，也不是所有的医生都很负责任；出门在外，也曾被很多人歧视；去上学，也被一些学校拒绝过……但是，我从来没有抱怨过他人。我认真地反省自己的教育观念，为齐齐选择更好的教育方法；我诚恳地向他人道歉，因为齐齐的行为问题确实影响了别人的生活；我努力宣传自闭症知识，希望这些孩子最大限度地被社会接纳；我真诚地感谢那些帮助过齐齐的人们，正是因为有了他们，才有了齐齐现在的进步。齐齐的幸运绝对不是偶然！

　　齐齐的经历虽然只是个案，但相信能带给家长很多启迪。在我国发达地区，如台湾，已经在普通学校设有为特殊需求学生安排的资源教室，实行融合式教育，但是目前我国大部分地区、对于特殊儿童到普通学校就读依然缺乏资源和经验。相信这些都会慢慢改善，但现在这一切都需要我们家长去努力。

第2节　我一样可以学得好

等到孩子差不多能适应学校生活了，接下来，我们就应该考虑孩子在学校里能学到多少知识。老师每天在黑板上写的家庭作业能不能抄下来？能抄全吗？如果抄不全，那能抄下多少来？语文默写、组词、造句、阅读理解学得怎么样？自闭儿能不能学写作文？数学中量的问题、计算题、应用题怎么做？……

目前中国基础教育的唯一考核标准是学科成绩，而且难度不断增加。对于一个孩子而言，童年期是奠定人格特质、培养好奇心与创造力的关键时期。功利化的教育让孩子整日沉溺"题海"，缺少观察、探索、思考的时间，这对于孩子未来的成长非常不利。普通孩子都整日忙于应付学业，对于我们的孩子来说，就显得更为困难。

自闭儿的个体性差异非常大。就算是那些能力比较好、可以胜任普通学校生活的孩子，也有很大不同。就好比是音乐天才和数学天才，他们的智慧类型完全不同，所表现出来的特质也完全不一样。更何况是我们的孩子呢？所以，对于自闭儿的学业目标，我们必须根据孩子的实际情况去设定。

　　不可否认，确实有一些自闭儿在经过系统的特殊教育之后，能够跟得上普通学校繁重的学业。特别是一些孩子具有超强的机械记忆能力和数学推理能力，在某些方面甚至会超越普通儿童。自闭儿的主要问题在于对抽象语言的理解和概念的形成。即使是智力超常的自闭儿，在这方面仍显薄弱。而大多数的自闭儿，要想跟上目前的学习进程，恐怕是相当吃力。小学一、二年级的功课对于大多数自闭儿而言还比较简单，能够依靠背诵来解决，而到了三、四年级之后，学科知识的难度和灵活性一旦增加，很多孩子的学习成绩就跟不上了。

　　曾经有一个自闭儿，在家长和老师的努力之下，进入到普通学校学习，低年级的时候，他的学习成绩还不错，孩子也是属于比较乖巧的那种，但到了高年级以后，学科难度一下子提升了，孩子学得非常累，而家长不但没有及时给孩子减轻学业压力，反而一个劲地催促孩子学习，给孩子加码。由于来自学校和家长的压力过大，孩子被压垮了，情绪障碍和行为问题又接踵而至。而此时，孩子年龄也大了，再想像小时候那样去控制他的情绪和行为已没那么容易，早期的干预和辅导付之于东流。

　　由此可见，给孩子设定合适的目标非常重要。家长要和老师保持密切联络，了解孩子在学校的进步情况；而老师可以根据孩子自身的发展和特点，设定合理的短期目标。这个目标不应该是和其他孩子相比较后得出的，要以孩子本身的能力为起点，并且不能仅以学科成绩为依据，而应该从小的细节表现入手。比如说，以前不能

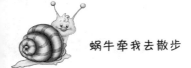

抄写黑板上的字，现在可以抄写了，以前朗读需要老师提示，现在可以自行诵读了，以前不会做的题目，经过辅导以后学会了，等等，都是孩子一点一滴进步的表现。作为家长和老师，应该及时鼓励孩子，以帮助他继续成长。一个学期或学年下来，我们往往就可以看到孩子在学科上有了比较明显的进步。

从教育的角度而言，每一个孩子都是能够学习的。即使是比较典型的自闭儿，只要我们的教学目标设置得有针对性、教学过程是正确的，他们也能从中学到不少东西，但是，普通学校的学科内容和老师的教学方法都不是针对自闭儿所设立，所以对于那些注意力并不那么集中、语言能力不强、有的还有情绪和行为问题的自闭儿而言，想从普通学校学到知识并不是件容易事。

除了让孩子们上学之外，我们还应该针对他们的特质设计一些适合其学习的内容，以补学校教育的不足。先从语文教学开始说起吧！

许多自闭儿在很小的时候就认识很多汉字，这和他们超强的视觉功能有关系。有些孩子在六岁的时候就可以读完一张报纸，至于这些文字符号的意义，对他们来说就是没有意义。他们的问题依然在于对语言的理解上。怎么入手呢？还是要借助于自闭儿视觉强的特质。

课堂上，老师拿出一张习题纸，上面写着"牛、羊、马"三个字，而习题纸的下方，画着这三种动物的图案。"君君，把相应的字和图连起来。"君君拿着铅笔，细细观察一番，慢慢地把文字和图形一一对应着连了起来。"君君真棒！"题目做对了，老师在习题纸上给君君打上了一个大大的红五星。

这种把文字和图画或实物对应连线的练习方法，中心几乎每天都会使用。由于自闭儿的思维非常直白，最初老师们通常都会选择从名词理解开始，之后再加入对动词的理解，如跑步、拍球、跳绳、画图、写字……这些动作经常在课堂上出现，孩子们对这些动作也非常熟悉，所以当老师向他们出示这样的图片时，他们往往很快就能理解。从实际的、孩子们有经验的内容入手，是老师进行语文教学的一个小原则。

如果某个孩子有一定的视知觉功能基础，老师也会让他写写汉字，然后进行默写。虽然自闭儿的视觉使用频率很强，很爱用眼睛，但是他们的视知觉功能往往并不十分强，还需要大量的训练，而默写汉字，也是检验他们视觉辨识和记忆能力的一个方法，能默写的字越复杂，说明他们的视知觉功能就越高。

尽管很多自闭儿都能理解名词和动词，并认识一些汉字，但对抽象词汇的理解以及语言文字的使用依然困难重重。看似极其简单的组词、造句，对自闭儿来讲，并不那么容易，因为这涉及某些抽象概念的形成。

很多家长发现教自闭儿认颜色是一件很难的事情，因为颜色是看不见、摸不到的东西，只是物体的一种属性。记得刘弘白博士常常会这样形容：教自闭儿认颜色，就好像要让中国人去记住老外的脸一样困难。是的，我们想象一下吧！那些老外的脸，高鼻梁，白

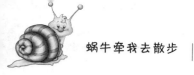

皮肤，似乎都差不多。

　　我曾经也像很多家长一样，使用 ABA 的方法教齐齐认颜色。我先把两块不同颜色的积木放在小桌子上，然后让他拿出红色的积木。在条件反射的作用下，过了几天，他似乎知道什么是红色的积木了，但当我让他拿出绿色的积木时，他又很快把红色的积木忘记了。过了好几个月，他才学会分辨红色的积木和绿色的积木。我开始把课堂搬到实际中来，问他"这是什么颜色？"，他懵住了。"颜色"对于自闭儿来说，是个什么玩意儿呢？

　　这种窘况持续了 11 个月，我没有教会齐齐认颜色。于是我开始探索另外的方法。这时我有一个意外发现，齐齐爱吃巧克力，而且他对于巧克力的颜色印象很深，每一次涂色的时候，都会先挑出咖啡色涂在纸上。我不再刻意去教他认识颜色，而是在他每次吃巧克力的时候告诉他"这是咖啡色"；当他选出咖啡色蜡笔用来涂色的时候，告诉他"这是咖啡色"；当他握着咖啡色蜡笔把整张 A4 纸全部涂满的时候，告诉他"这是咖啡色"……

　　很神奇的，不多久，他居然就认识了第一种颜色——咖啡色，后来他又认识了第二种颜色——粉红色。之后，认识各种颜色对他来说就是一件非常简单的事情了。由此可见，某个概念一旦在孩子的头脑之中被抽象出来，接下来的事情似乎就好办多了。

　　此后，我不再使用刻板的桌面教学去教齐齐掌握其他知识。我更加关注孩子切实的体会，并且努力去感知孩子学习的方式。

　　一次，老师要求用"旧"字来组词，齐齐问我"这是旧旧（舅舅）的意思吗?",我便带他去看一些破破烂烂的东西,告诉他"这是旧书包,这是旧鞋子……"又带他去商店,告诉他"这是新书包,这是新鞋子……"孩子一旦理解之后,便开始自由发挥起来,坐在房间里,嘴里说个不停,"旧空调、旧桌子、旧椅子……"我也加入其中,"旧茶杯、旧电视、旧电脑……"然后我们就相视大笑。这种轮换式的方法不仅让孩子通过模仿成人语言来学习,还增加了学习的乐趣,增进了亲子关系。

学习造句同样也是如此。一是要利用孩子切身的经验来进行,二是要多给孩子练习的机会。和老师轮流口头造句、照样子造句、照样子写短语等,都是锻炼孩子语言理解能力的好方法。举一个我们常用的例子:爸爸在客厅里看电视。对于这个句式,自闭儿往往不知道该从何入手。这时候,老师们常常会表演给孩子看:"你看,老师手里拿着书本,在干什么呀?"

"看书。"

"对呀,老师在哪里?"

"教室里。"

"老师在……里……"利用等待和提示,老师会鼓励小朋友把一个完整的句子造出来,然后再进行相应的拓展练习。"小明在运动教室里拍球。""妈妈在厨房里炒菜。"……当孩子掌握了这样的句式之后,我们就可以进入下一个造句练习了。

因为有了组词和造句的基础,我们还可以教会自闭儿做一些简单的阅读和写作。

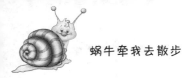

通常的阅读，也还是会从一句话开始，无外乎是从时间、地点、人物、事情、结果这五大要素入手，进行提问分析。对于自闭儿来说，通过一定量的练习和辅导，"阅读理解"题中的一些客观题，如找出文中的近义词或反义词、划出重点句、解释个别文字，甚至修改句子类型（包括把字句改被字句、反问句改肯定句、缩句、扩句等），基本上都可以做出来。而分析文章的修辞手法（如比喻、借代等）或深层次的寓意、利用文章做进一步想象，对我们的孩子而言，就显得非常困难了。这显然和自闭儿特殊的大脑结构有关。作为教育者，要让孩子学会理解更深层次的内容，并不是单在课堂上就能做得到的。

那天，我和齐齐一起听广播，有这样一则新闻，说是目前很多家长非常重视孩子的教育，所以早教课成了香饽饽。"香饽饽是什么意思？"齐齐问。"香饽饽是一种点心，但是这里说早教课成为一个香饽饽，意思是大家都抢着把孩子送去上早教课。"用客观、直白和孩子能听懂的话去做解释，是让自闭儿理解的一个好方法。也许这样的解释只能暂时让孩子理解某一个方面，但是随着各种知识和经验的积累，相信他们也能逐渐理解一些抽象或带有比喻色彩的语言。

让自闭儿学习写作文，也要从简单的看图写话开始，然后逐渐增加内容和长度。当然，这些只是入门要素。目前小学阶段的作文仅限于写事或写人，而写人也往往是通过一件事情来说明一个人的性格、品质等。我们通常都会教孩子"三段式"的写法，一个点题的开头、一件事情的叙述，再加上一个首尾呼应的结尾。虽然这可能不会是一篇很好的作文，但却是让我们的孩子增加语文分数的一个方法。

这里的关键是让孩子学会找到题目的中心词，并且围绕这个词去写一件事情。比如写"一件快乐的事"，很常见的一个题目，这里的关键词是"快乐"。我们的孩子通常会这样开头，"今天，在学校里发生了一件快乐的事情"，然后以"这真是一件快乐的事情"结尾。虽然这些文字绝对谈不上优美，却率真得可爱，至少也保证了文章的完整性。

由于自闭儿在语言理解上存在障碍，语文教学对于自闭儿尤为重要，因为这关系到未来学习各方面知识时理解能力的提升。根据孩子不同的特质和能力，语文教学方法其实有很多，由于篇幅原因，这里就不再详细展开。

* * *

有一小部分的自闭儿可以算得上是数学天才，他们很会找规律，逻辑性很强，但这样的孩子可谓是凤毛麟角。实际上，很多自闭儿都对学习数量概念感到茫然。自闭儿的思维永远是"直筒筒"，那些巧算、估算，尤其是在文字上玩花样的题目，更是让自闭儿不知所措，所以，教自闭儿学数学，绝对不能按照学校里的那一套来实行。实际操作、分小步骤，是自闭儿数学教学的一项原则。

涵涵正在做减法练习，他面前除了老师发的习题纸外，还有一

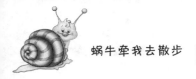
大把水彩笔。

5 — 2= ?

"5——，1、2、3、4、5"，涵涵先数了 5 支水彩笔。看一眼习题纸 "— 2"，他又笨拙地开始从中数 "1、2——"他拿走 2 支水彩笔放在一边。"还有？ 1、2、3，等于 3"，涵涵在等号后面才写上一个大大的 3。这样的练习，他已经反复进行了好几个星期，每一个步骤都是老师先教给他，经过反复练习，最后才学会的。就算是这样，涵涵每一次做数学题，还是要借助数水彩笔的方式。

虽然这是一种笨拙的办法，但通过不断练习，很多自闭儿最终还是学会了做简单的计算，并且有了对 "量" 的基本认知。

很多老师在教小朋友做应用题的时候，会让他们画实物图或线段图，因为相对于抽象的文字，利用自闭儿视觉上的优势，往往可以让他们理解更为复杂的数学应用题。

"一班种树 20 棵，二班种的比一班少 5 棵，请问二班种树多少棵？"像这样比多或比少的题目是齐齐最为头疼的，而如果最后问 "总共种了多少树"，齐齐就更找不到东南西北了。后来，我让齐齐在草稿纸上画线段，标明这个是 "一班"，那个是 "二班"，"多" 就是延长，"少" 就是缩短，慢慢地，他就能通过这样的图形去解决简单的应用题了。可见，借助于一些小方法，自闭儿也是可以学习数学的。

在教自闭儿学习数学时，更重要的是尽量保证所教内容与日常生活相结合，比如使用钞票、认识钟点。这些与孩子们未来的生活都是密切相关的。对于那些故意搞乱孩子脑袋的概念题，可以慢一步教，甚至不教也罢。也许我们花了很长时间，让孩子在数学考卷上多得了一两分，但是这些概念在实际生活中很少应用得到，孩子们很快就会忘记，那还不如把多余的时间用来教一些更为实用或孩子们更有兴趣的知识呢！

关于自闭儿的学科学习，方法多种多样。自闭儿同样是可以学习的，作为家长和老师，一定要有这样的信心。我们不能以普通教育的要求为准绳，要从孩子自身的能力和兴趣点入手，不断给予鼓励和帮助，说不定会找到孩子的特长所在，发现一片更为广阔的天地。

 本章提示和建议

1. 并非所有自闭儿都适合去普通学校。家长们要根据自己孩子的能力状况，决定为孩子选择普通学校还是特殊学校。孩子上普通学校，最重要的前提是能够在课堂上坐下来，不影响他人。如果孩子的能力不足，晚一两年再去上学也没有关系。

2. 自闭儿上普通学校，更需要家长有信心、毅力和智慧。作为自闭儿的父母，不要总是抱怨社会对孩子不公，要用感恩、宽容、信任的心去帮助社会接纳自己的孩子。

3. 不要用普通教育的目标去要求自闭儿，根据孩子的能力情况

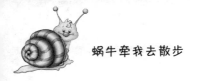

设定合适的目标。自闭儿的教学原则是：利用生活化的例子做教材，用直白的语言去解释抽象的内容，同时利用自闭儿超强的机械记忆和视觉功能帮助他们学习。

第9章

必须躲开的教育误区

中国的自闭儿家长，是世界上最为焦虑和缺乏安全感的家长之一。一是因为现在很多家庭都只有一个孩子，而中国人的传统观念是把所有的希望都寄托在孩子身上，一旦孩子出现了问题，这个家庭似乎就遭到了毁灭性的打击；另一个原因是目前中国的保障体系在对自闭儿的早期干预、特殊教育、医疗保险、就业养护上，几乎是空白。虽然有一些家长和一些爱心人士，由民间发起，创办了一些康复机构，为孩子解决了部分问题，但是杯水车薪，难以解决实际问题。

　　从另一个角度来讲，自闭症从被发现到今日不足一个世纪，在中国更是只有短短三四十年的时间，社会认知层面不高，而且自闭症本身又是一个世界性的难题。对于那些初闻孩子是自闭症的家长而言，完全没有方向的大有人在。

　　家长们对自闭儿的康复与教育全然没有经验，再加上一些商业广告的鼓吹，往往会产生这样或那样的误区，从而耽误了孩子接受早期干预及特殊教育的时间。

第1节　没有什么特效药

因为有着切身感受，我想没有一个专业人员会像我这样了解自闭儿父母的心事。从最初的疑惑、震惊到后来的无奈接受、积极治疗，及至最后的接纳，这条路走得好辛苦！

正是因为这样，我才不希望家长还在最初的日子里纠结和彷徨，而错失最佳干预时机。家长的迫切心情我完全理解，然而孩子并非试验品，在资讯发达的今天，我们要用谨慎、科学的态度和理念去审视自闭儿"五花八门"的康复方法。

"自闭症"这三个字首先会让人感觉"这是病，需要治"。当然，我们不可否认医学界对于自闭症的贡献，从最初发现自闭症，到现在的各类疗法以及脑神经、基因等的研究，医学始终走在前列。

然而，医学最大的问题是对于自闭症的病因尚无确切依据，所以很多治疗只限于推测和猜想，而我们却不能把孩子的时间花在这些推测和猜想上。从早期的禁食疗法、排毒疗法到中医针灸、脑部营养药物的使用，再到现在流行的脑部干细胞移植，林林总总，却多缺乏针对自闭症的根本性治疗，仅限于减少神经紊乱、增加脑部

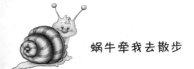

营养、促进脑部细胞发育、增加分解酶、排出重金属等方面，这些都不是发生自闭症的根本原因，所以我们没有办法寄希望于这种疗法。

当然，家长在经济条件允许的情况下，适当地使用部分医疗手段去辅助治疗，我并不反对，但这中间有一个重要的原则，就是在不伤害孩子身体和心理健康的前提下进行。像排出重金属，对孩子的肝、肾排毒系统本身就是很大的挑战；脑部干细胞移植手术并不是专门针对自闭症①，且手术本身有很大风险；中医针灸更是无稽之谈，浑身扎针会让孩子们恐惧不堪，留下很深的心理阴影。这些都是家长们要慎之又慎的。

很多家长第一次来咨询的时候，距离发现孩子有自闭症已经半年甚至一年左右了。每当我问到为什么不及时让孩子进行康复训练时，得到的回答往往是"我们在进行医学治疗"。不同的治疗方法，有的甚至让家长在短短半年内花费数万元。到后来发现效果不明显时，再去搜索其他的方法，辗转许久，才意识到要进行训练，这样往往耽误了孩子接受训练的最佳时间。

一般来说，当家长发现自己的孩子和其他孩子不一样时，都会去医院进行检查。这也是造成"治疗"自闭症误区的原因之一。并非所有的医疗手段都不可行，正如我之前所说的，但是不能仅仅依靠医药的帮助，而且对于不同的疗法，家长要有所辨别。

---

① 作者注：迄今为止，除干细胞治疗血液病，全国还没有任何一家医疗机构的干细胞治疗得到受理和审批。干细胞治疗自闭症目前属于违法行为。

许多家长在来我办公室的时候，会带上一大摞诊断书以及不同医院的评估结果。据我观察，这些家长对医生极其不信任，原因有二：其一，各家医院、各位专家对于孩子的情况诊断缺乏一致性，有的说是自闭症，有的说不是，有的说一定是，有的说可能是，这让家长很是迷惑；其二，也是最重要的原因，在家长们交了费用做了一大堆的测试之后，医生们无法拿出有效办法来改善孩子们所面临的问题，这让家长们尤为恼火。

由此可见，尽早让孩子接受康复训练和特殊教育是一个很重要的选择。这也仅是开始。自闭症的康复之路很长，不能用年来计算，而是要用一生来守护。

当然在进行康复训练和特殊教育的过程之中，家长也面临一些选择。首先，要选择有科学依据或被实践证明有效的方法。在商品经济发达的今天，我们周围充斥着太多的信息，真伪难辨。就像某一段时期特别流行的"海豚疗法"，让很多家长趋之若鹜，但是，并没有哪个孩子因为听了海豚音而康复了。这种疗法也遭到了高校专家们的否定。另外，也有一些宣称专治自闭症的医院或秘方，其实完全没有依据，吹得天花乱坠，不仅让家长们损失了大量金钱，更耽误了孩子的宝贵时间。所以，家长们在为孩子选择康复训练和特殊教育的方法时，要看这个方法是否科学、系统，专业成分有多少，有多少年的实践证明。如果是去机构上课，还要弄清楚这家机构的专业背景、师资力量等情况。

其次，要根据孩子当时的情况来选择。并不是每种方法都适合

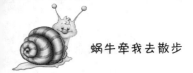

自己的孩子，或者只适合某一个阶段的孩子。这就需要家长们对各种方法有一个全面、客观的了解，仔细比较之后再做出选择，这样才具有可行性。我常常会碰到一些家长带着孩子"赶场子"，一会儿采用 ABA 法，一会儿进行语言训练，一会儿玩沙盘，一会儿提高视听动……一天跑两三家机构的大有人在，晚上回去还有家教在等着孩子。在他们看来，"总会对孩子有点好处的"。孩子被动地接受这种填鸭式的教育，就真的有效果吗？而且各种方法的理念都不同，有的还相互冲突（比如行为学派和认知学派），在同一个孩子身上实验，会产生什么样的效果呢？合适的才是最好的，而且还要根据孩子的情况活学活用。这是我的一点建议。

有些家长听说某一机构特别有名，为了能让孩子到那里接受训练，于是背井离乡，去另一个城市待上三个月，甚至半年、一年。也许这家机构的效果确实很好，但是为了去训练，带着一家人从一个城市搬到另一个城市，花钱不算，打乱所有的生活秩序，有时还要夫妻分居两地。值得吗？最关键的是，自闭症的康复并不能仅靠这三个月、半年、一年的训练，这是一个长期的过程。从机构回来后，孩子又该何去何从呢？

我之前认识一位家长，他孩子各方面的能力也不算是很差。为了让孩子接受更好的训练，举家前往外地的一家知名机构，一年之后，他们又回到原来居住的城市。孩子到了入学年龄时，被一所普通学校拒绝。从此以后，孩子的父亲就再也不信任任何的机构，也不相信所有的干预方法，认为孩子没有希望了，不会好了。这是多么可怕的一件事情啊！

当然，中国教育资源的地区不均是一个客观事实，而自闭症的特殊教育资源更是稀缺。我还是建议家长们要尽量使用当地资源，因为自闭症孩子的成长真的不是一两年的事情，必须要考虑得更为长远，而且就目前的发展来看，国内的自闭症康复与特殊教育正越来越受到大家的重视。这是一个好的方向。

家长们对于特殊教育与康复训练的心态也往往不同。我接下来举的这个例子虽然是一个极端且不常见，但这样的家长也并非个案。

那天下午，我正要带几个孩子去华东师范大学自闭症研究中心做一项实验，来了一位带着孩子的爸爸，孩子两岁零九个月，没有语言，医院诊断是自闭症。我很不好意思地和他打招呼，想请中心另外的老师接待他们。他问我，能不能和我单独谈五分钟。我心想也许是慕名而来的家长，况且我也不差这五分钟。然而，他说出的话却让我有些惊讶："你一个月要多少钱，可以让我的孩子好？"这位父亲的谈吐、气质也算是比较好的，说出这样近乎"无知"的话来，着实让我吃惊。

我并无意去指责家长，但是，谁能够保证让自闭儿"好"呢？不管是我，还是任何一位医生、教授或老师，也不敢这样拍胸脯吧？如果敢保证让自闭症痊愈的人，我想基本上也就是个骗子了。何况特殊教育是需要日积月累，慢慢看到孩子改变的，并没有立竿见影的功效！自闭儿的问题，岂又是能靠钱去解决的呢？

更值得探讨的是，什么叫做"好"呢：是能生活自理呢，还是

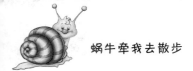

能上普通学校？考试成绩要 60 分还是 100 分？或者是找一份工作，娶妻生子？……这个"好"的标准到底在哪里？

每一位父母都对自己的孩子抱有无限期望，希望他们能完成自己的梦想。我们平常所说的成功，究竟意味着什么？是不是非得考上北大、清华，还是赚钱要像比尔·盖茨一样多？就算拥有全世界的财富，就真的算是成功吗？人生除了成功之外，幸福、快乐和有价值就不重要了吗？

作为自闭儿的父母，也许不会像普通父母那样要求孩子，但是，父母的爱，仅仅是停留在要求他像普通人一样吗？又或仅是能在一所普通的学校里上课，哪怕孩子并不快乐？

在我的印象当中，那些成年以后相对能够自理的自闭症或阿斯伯格征的孩子，无外乎都有一个特点：在幼年期曾接受过大量的康复训练或特殊教育，而且这种训练和干预是长期的，即使在成年之后，孩子的身边也总会有坚持不懈关心他成长、帮助他一起面对的父母或老师。

美国畜牧学博士天宝·格兰汀（Temple Grandin）就是一个著名的成功案例。她是一位典型的阿斯伯格征患者，正是因为她的母亲不断地推动她在普通学校坚持求学之路，后来又遇到了很多看到她的潜能、勇敢地超越当时社会对自闭症的片面了解、帮助她发展特长的老师和同事，才造就了天宝的成功。（编者注：天宝的事迹可参看电影《自闭历程》。）

当然，每一个孩子的状况是不同的。我们现在所能看到或读到的"成功"的成年自闭症患者，多数都是高功能的自闭症或阿斯伯格征人士。相对于这个群体来说，这些孩子本身的能力就强，智商也高，获得成功的几率自然比其他自闭儿更大一些，但是这并不妨碍我们对于孩子的信心和关注，不妨碍我们帮助孩子成长。

在我所认识的家长之中，不乏这样的例子。虽然孩子的能力并不算太强，但是因为妈妈的坚持，因为妈妈的爱，因为妈妈对孩子的包容……因为妈妈为孩子所做的一切，那个孩子生活得非常自在。也许是在一所普通学校，也许是在特殊学校，也许是在家里学习，不管采用哪种方式，孩子是快乐的，而家长也是满心欢喜地看着孩子一点一滴地进步。作为自闭儿的父母，必须具备全然的耐心、坚强的意志，和孩子一起学习、成长、进步。

就像我之前所提到的宇宇，他的妈妈是一位美丽而充满高贵气质的女性。七年多来，她几乎每天都会接送宇宇上课，对于宇宇的每一点进步，她都如获至宝。除此之外，她坚持送宇宇去普通学校上学，努力和学校老师沟通。她感谢每一位帮助过她孩子的人，并且对宇宇始终抱有信心。这让很多人为之感动，愿意一起帮助她和她的孩子。

作为一个能力不算太强的自闭儿，宇宇神情安然、脾气温顺，在家里听外婆、妈妈和爸爸的话，也喜欢上学，喜欢和老师、小朋友在一起做功课、做运动。面对单纯、容易满足的宇宇，老师和孩子们也都很喜欢他。

第2节　妈妈、爸爸，请扮演好你们的角色

　　走进中心的家长休息室，我们通常会发现白发的老人比年轻的父母要多，偶尔还有几个是保姆或孩子的"七大姑八大姨"。自闭儿的康复专业性强、密集度高、时间久，自然也要花费许多金钱，迫于压力，父母双方都忙于赚钱的不在少数。退休的爷爷、奶奶、外公、外婆便成了照顾小孩的主力军。

　　当然，如果说老人仅仅是帮着小辈们承担一点家务，接送一下孩子，这非常好。一方面，自闭儿小的时候多数比较好动、不听指令，在行动上比普通孩子要差一些，老人的参与，可以帮助父母减轻不小压力；另一方面，老人和父母一起照顾孩子，更能让孩子感受到家庭的完整与温暖，而"隔代亲"也可以让孩子体验到不同于父母的照顾方式。

　　但是，如果把教育孩子的担子也压在老人身上，则是一个错误的做法：年轻的父母借口工作忙，只偶尔来学校或者机构露个面；孩子的教育训练基本上由老人决定，有的老人还在家中充当训练师。更有甚者，学校和机构的老师从来没有看到过孩子的父母。

这也不能算是自闭儿家庭独有的现象，在现实生活中，隔代教养不在少数。随着年龄的增大，老人显然精力已经不足，观念也跟不上时代，由他们来教养孩子，往往是"心有余而力不足"。年轻的父母们在老人对孩子越俎代庖的教养之下，和孩子的亲子关系会出现问题，不像是父母，而更像是哥哥、姐姐。完全在祖辈包办下成长起来的孩子，成年之后，在和自己父母的感情以及人格形成上通常都会有一些不良的印迹，所以，参与、决定孩子的教育，和孩子有效沟通、交流是父母的责任，没有任何人能够代替。

对于自闭儿家庭而言，由于孩子的特殊性，产生的问题比普通家庭更为复杂。自闭儿好动、不配合、有行为问题，老人们对教养孙辈"心有余而力不足"的情况就更为严重，而家长们为孩子设定的目标和教养方式、选择的医院、机构、学校以及家长与孩子的亲子关系，对自闭儿的预后来说，每一步都非常重要。有时候一个错误的决定会耽误孩子很多时间，而一个正确的选择可能让孩子进步飞快。父母不应该把这种重大的决策交由老人来决定，从而逃避自己为人父母的责任。

有的家长则抱着另一种心态："我只要努力赚钱，然后给孩子选择最好的机构、最好的老师、最好的保姆，就尽到自己的责任了。如果孩子以后还不好，我就给他留一笔钱，其他我就没有办法了。"不要以为你自闭症的孩子没有感受，他的成长需要父母的参与、家庭的温暖。这是有科学根据的。

美国圣文森特学院罗杰斯儿童发展研究中心（原美国匹兹堡大

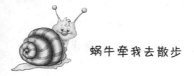

学儿童发展研究所）的李均雷博士是我的朋友，长期从事儿童"发展性互动"的临床研究。他在讲课时，曾提到过这样一个实验①：有两组脑瘫的孩子，一组进行物理疗法康复，另一组则只进行互动和游戏。这个实验原本是要证明康复更为有效，但结果却令人意外。与每天只接受训练的孩子相比，那些和成人感情交流比较多的孩子进步更快、更好！可见情感交流对于人的重要性。这个实验虽然是用脑瘫儿童做例子，但我们有理由相信无论是哪一类的孩子，互动和交流都是至关重要的。

自闭儿本身就存在沟通上的问题，作为孩子的父母，就更应该对他关爱有加，积极参与他的康复和特殊教育，而不能仅仅作为一个旁观者，或以金钱来代替对孩子的陪伴。

当然，这只是个别现象。大多数父母还是会积极参与对孩子的干预，选择合适的机构，学习各种特教方法，一有空就教孩子或陪孩子一起做游戏，把精力都放在带领孩子走出自闭这件事上。这时，又会出现过犹不及的现象。由于要照顾有自闭症的孩子，很多父母中的一

---

① 发表于 1988 年 3 月 31 日《新英格兰医学期刊》（*New England Journal of Medicine*），这是美国及世界上最为权威的医学刊物。48 个痉挛型双瘫的婴儿（12～18 个月大，残疾重到中度）随机分成两组，A 组进行 12 个月的物理疗法康复（Physical Therapy），B 组先进行 6 个月的婴儿引导（Infant Stimulation），然后再进行 6 个月的物理疗法康复。6 个月后，A 组儿童 12% 能走动，B 组 35% 能走动；各项动作均分（正常的孩子是 100），A 组是 49.1，B 组是 58.1。12 个月后，A 组儿童 36% 能走，B 组儿童 73% 能走；运动均分，A 组 47.9，B 组 63.3。另外，B 组儿童智商也超过 A 组。婴儿引导包括了 100 个不同的认知、感官、语言与动作的互动活动，其动作活动不包括坐直、保持平衡等。

方会选择辞职在家，专门照看孩子，负责孩子的特殊教育与训练。

一方面是孩子缓慢的进程，另一方面是父母对孩子期望、焦急的心态。一天 24 小时，时时刻刻面对孩子，在倍感受挫的情况下，很多全职妈妈或爸爸会出现抑郁、焦躁、丧失信心等问题。在引导孩子的过程中，如果父母不能心平气和，不良情绪就会传达给孩子，那干预的效果也可想而知。

很多家长都有打骂孩子的经历，其实我也有。记得那个时候，为了让齐齐学会比较长和短，我用了一种非常机械刻板的方式。就是本书前面提到的用牙刷做练习道具，不断重复"这把牙刷长，那把牙刷短"。这样的训练并没有让他真正理解长和短的概念，我每一次问他的时候，他总是张大眼睛，无辜地望着我，回答不出来。几遍下来，我就会忍无可忍，在他的小屁股上狠狠地打几下。事后，我又自责起来，不应该打孩子，因为他是真的没有明白呀。虽然每次我都下定决心痛改前非，但有时候还是会控制不住自己的情绪。

自闭症的孩子真是磨炼我们这些为人父母者呀！后来，我慢慢地发现，并不因为我一味地灌输，孩子就可以很快学会，他自身也需要一个理解的过程，而且每一个孩子所需要的时间也不一样，作为教导者，要注重教学的方式和方法，急也没有用。我发火的时候，往往正是我最为焦虑，身体和心理都没有得到很好休息的时候。

我逐渐学会了调剂自己。一方面，我不断安慰自己，表扬自己所取得的成绩，肯定孩子的进步；另一方面，我开始为自己寻找一些乐子。做一个新发型，买一件漂亮的衣服，或者把孩子托给家

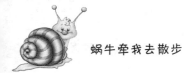

里人，自己和三五好友下个馆子，胡吹海聊一番，这些都是我释放情绪的方式。差不多每隔两年，我都会和先生单独出去度个"蜜月"，抛开烦恼，放松心情。我们从来没有把齐齐当成是一个非正常的孩子，也没有把我们自己当成是非正常的父母。这是我和我先生之间不言而喻的默契。放松的目的是为了保持精力，更好地投入战斗。

我并不建议所有的自闭儿家庭必须由父母一方辞职在家照顾孩子。每一个家庭的情况都各不相同，要根据自身的经济情况、家庭成员间的关系等各方面因素，选择一个合适的方式去生活，去引导孩子进步。

有一位自身很优秀的妈妈，基本上属于"白骨精"（白领、骨干、精英）一类的，后来发现孩子有了这样的问题，心情非常郁闷。她毫不迟疑地带孩子来训练，而且每天下班回家，总是严格按照自己安排的计划给孩子再上一个小时的课，一坚持就是几年。这应该算是非常负责任的妈妈了吧！那个孩子的情况其实不算很差，但他的进步总是没有我预想的那么快。这孩子有一个问题很突出，就是对什么事都显得不耐烦，总是紧皱眉头，似乎什么事情都引不起他的兴趣。很显然，这是因为家长逼得太紧之故，反复不断地重复训练，让孩子感到非常疲惫。

后来，通过其他一些途径，我又了解到了另外一些情况。虽然妈妈一直抓紧对孩子的训练，但是这些高强度的训练只是基于妈妈迫切地希望孩子能"恢复正常",否则对于一个精英母亲来说,这是一件多么丢面子的事情呀!还有一个最大的问题是,这位精英母亲几乎从来不带自己的孩子外出,去餐厅或公园,这些事情全部由外婆来代替。除了每天一小时的训练之外,妈妈很少和孩子在一起交流、互动或是玩耍。甚至在她休假的时候,她也没有告诉家里人,包括孩子的外婆。她每天早上还是像平时那样按点出门,到咖啡馆里看书、复习,准备参加新的职业考试;下午按点回家,然后给孩子上课。

这位妈妈的心情是矛盾的,一方面,她渴望通过训练迅速提高孩子所有的能力,希望孩子马上变"正常",所以不断给孩子和自己施压;另一方面,在人生道路上一帆风顺的她,无法面对自己的孩子和其他孩子不一样的事实,想通过另外一种方式去逃避。

如何真正接纳自己的孩子,不仅是这位妈妈所面临的问题,更是许多特殊儿童家长们同样需要面对的。内心的逃避并不能改变任何事实,孩子在一天天地长大,现在不面对,总有需要面对的一天!生命对于每一个人来说都是非常短暂的,因为有了这样一个孩子,我们会比别的父母付出更多。如果我们始终生活在不愉快之中,如何有力量去帮助自己的孩子呢?快乐是一天,不快乐也是一天。与其郁郁寡欢一生,不如勇敢、豁达地面对,微笑着对待每一个挫折,不断磨炼自己,用内心的强大去战胜命运的不公!相信总会有阳光普照的那一天!

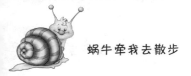

从教养孩子的角度而言，家长对于自闭儿的教育，并不是要按照机构或学校的方式去给孩子上课。记住！父母的角色永远不能够和老师重叠，否则对于自闭儿来说，你一会儿是父母，一会儿变成老师，会让他搞不清楚状况，而父母在两个角色之间不断转换，最终只会把自己弄得筋疲力尽。

父母并不是不可以教自己的孩子，但父母的教和老师的教要有区分。机构和学校教的是能力、学科知识，父母们则要偏重于教会孩子生活。

对自闭儿而言，什么是最重要的？当然是生活自理的技能。很多时候，生活即是训练，父母要从基本技能开始，教会孩子自己喝奶，用勺子、筷子吃饭，自己上厕所，然后慢慢地学会自己刷牙、洗脸、穿脱衣服、洗澡。更大一些的时候，就要教会孩子整理自己的书包和物品，会看钟表，会上街买东西，人多的时候要知道排队等待。能力再好一点，就可以带他出去玩，教会他在餐厅吃饭的规矩，让孩子懂得看演出的时候要保持安静，节目结束要鼓掌以示尊重，教会孩子自己乘公交车……这些才是爸爸、妈妈要教孩子学会的最重要的能力，也是孩子一辈子最需要的技能。

再好的老师、再好的机构，也不可能永远陪伴孩子，而父母对孩子的影响却是最最重要的。因为自闭儿的与众不同，所以他始终需要有一个人在背后推着他前行，信任他，不断鼓励他。那个人往往就是孩子的妈妈！

本章提示与建议

1. 自闭儿的康复没有什么特效药。对于那些所谓的"特别疗法",家长们一定要谨慎。采用医学治疗方法时,要在不伤害孩子身体的前提下进行尝试。特殊教育也没有立竿见影的效果,而是需要长期坚持。

2. 康复训练和特殊教育是一个长期的过程,尽可能寻找本地资源来帮助自己的孩子。

3. 父母要尽量参与孩子的康复训练和特殊教育,而不要把责任推给老人。孩子的进步需要父母永远的支持!

4. 在教育孩子的同时,父母要调整好自己的心态和精神面貌,为自己留下一点空间,积极乐观地去帮助自己的孩子成长。

第10章

自闭儿真正的渴望

在带领孩子们走出"自闭"的过程中，家长永远希望孩子们最终和我们一样。但是，我们有没有真正地考虑过孩子们的感受呢？孩子们需要的是我们真正地理解和全然地接纳，包括那一点点"自闭"的特质。

父母们，请张开双臂，拥抱和接纳你们真真实实的孩子吧！

2012 年 6 月 21 日，齐齐要进行小学阶段最后一门学科的考试。我照常开车送他到学校，在教学楼的走廊上碰到了他们的校长。他朝我招招手，示意我去他的办公室聊一聊。

"齐齐妈妈，两个小时以后，你的孩子就要从我们学校毕业了。在我看来，你的孩子不是自闭症，从一年级到五年级，他一直在进步。我也对你的孩子进行了仔细观察，他是一个和普通孩子差不多的小朋友，只是在学业方面的表现比较差，所以你不要再放松对他的要求了，特别是在学习方面，趁着暑假给他找个老师补补课吧……"

让我哭笑不得的一番话。很显然，校长对于"自闭症谱系障碍"还不了解，但值得欣慰的是，齐齐的进步有目共睹，甚至他的表现已经接近普通人。

也许有的家长会羡慕我，因为在普通人眼里，我的齐齐几乎和普通孩子没有差异。这当然值得庆幸，然而我的想法却并不仅是这样。齐齐最大的成功是在近十年的康复与特殊教育过程之中，相对

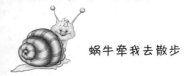

于他自身的基础来说，他的进步是巨大的，而且更为重要的是，现在的齐齐是一个性格开朗、充满阳光的快乐小男生。

与普通孩子相比，齐齐显得更为单纯、可爱。他的脸上始终带着笑容；他没有普通孩子在学业上的压力，就算是他的成绩不够好，他也不会觉得不好意思，因为他的父母是宽容的，他相信父母是永远支持他的人。

他学会了自己上街购物，自己乘公交车，夏天自己去游泳，学会了在不同的场合结交不同的朋友。虽然有时候，那些朋友会小小地欺负他一下，但他会很快忘却这短暂的困扰，更重要的是他学会了向老师"告状"。他爱吃，通过观看时尚类节目寻找、品尝各种美食；他爱音乐，最喜欢欧美摇滚乐，喜欢的歌手是 Justin Bieber 和 Lady Gaga；他爱运动，喜欢游泳和溜冰；他爱旅游，喜欢坐飞机、火车出门，喜欢了解世界各地的名称、风俗和历史事件；他爱画画，每周一次的绘画课已经坚持了六年；他喜欢看电影、喜欢打植物大战僵尸的游戏、喜欢看 NHK 电视台的英文节目（虽然他的英语听力并不强）……带着他小小的"自闭"特质，他有时候会不合时宜地大笑，有时候说话文不对题，眼睛东张西望；有时候他仍然不理解同学们的嘲笑……但是他的世界被打开了，他生活得简单而快乐。

* * *

自闭儿真正需要的是什么呢？

从我开始成为自闭儿母亲的那一天起，这条路走得好辛苦。对于每一个自闭儿的父母而言，这却又是一条不得不走的路。你有没有真正接纳你的小孩呢？

虽然在自闭症这个圈子里，也有一些"逃跑"的父母，但毕竟是少数，多数父母迫于无奈会接受这一事实，随即投入到干预的工作之中，但此时父母们所努力的、所做的一切，就是为了让孩子"好"。特别是在孩子小的时候，父母们羞于在单位里谈起自己的孩子，隐瞒孩子的情况，有的甚至很少带孩子外出，尽力送孩子去普通幼儿园、普通小学，希望孩子能够回归主流社会。一旦这样的愿望被无情的现实所摧毁，那全家人的生活便处在黑暗里，完全没有希望。

很多时候，父母的问题会更甚于孩子，他们常常在痛苦、绝望、无奈之中挣扎。并非所有的父母都能完成这样的转变：从内心深处全然接纳我们的孩子。从"接受"到"接纳"，有时候只是一张纸，手指头一捅破便豁然开朗；但更多的时候是一堵墙、一座山，怎么也越不过去。

齐齐喜欢溜冰，我常带他去一家冰场玩。齐齐喜欢惹别人玩，有时候会不知分寸。那一次，他去惹一个老外，把脚伸在老外的前面，那老外差一点摔倒。当然，对于齐齐来说，他只是出于好玩，并不理解这样做很危险。老外非常生气，把齐齐拉到我的面前，指责我作为母亲没有把孩子教养好。就像以前，我只能回答他说"对不起"。回到冰场旁的座位上，我内心激烈斗争，如打翻的五味

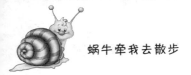

瓶。永远这样真的不是办法！最终，我作出了一个决定。我朝那老外招了招手，告诉他："我的孩子是一个自闭儿。"他听了，霎时一愣，然后轻轻对我说了一声"Sorry"。我已是泪流满面。那年，齐齐七岁。

很多时候，我们指责社会对于孩子的不理解、不公平。那么，家长们，你们能不能勇敢地告诉别人"我的孩子是自闭症，他需要你的帮助"？

还有一件事情让我记忆特别深刻。齐齐进入小学学习之后，成绩总是不理想。那天，他的数学又不及格，回到家之后，我和他的心情都极低落。突然，他拍着自己的脑袋，自责地说："妈妈，我真是太差了，我怎么也学不会。"然后，两个人就抱头痛哭起来……

我一夜未合眼。第二天一大早，我就找到学校的校长，直白地告诉他："请老师不要为难齐齐的学习成绩。"从此以后，我也不再用学校里的学业标准要求齐齐，但还是会要求他按时完成学校的作业，并教一些他能听懂、学得会的学科知识。我做得更多的是让他参与各类活动，培养更多的兴趣爱好，在这个过程中寻找齐齐的"闪光点"（虽然齐齐绝对不是那种智商较高或有特异功能的自闭儿）。最重要的是，我始终让他明白，学习不是生活的全部，妈妈永远支持他。

要做到真正欣赏自己自闭症的孩子确实不那么容易，特别是那些症状比较典型、能力比较差的孩子。目前外界对于自闭症的认知仍然处于较为浅薄的阶段。就像齐齐的校长，他真的是一位好人。他非常关心孩子的成长，意见也很中肯，但明显可以看出来他对这些孩子的了解是片面的。

世俗的标准往往不利于孩子成长。如果连父母都不能够接纳自己的孩子，我们又怎么能要求社会去接纳他们呢？正如我之前所提到的，父母对于自己孩子的信心以及参与孩子成长过程中建立的良好亲子关系，对帮助孩子成长是至关重要的。这真的需要父母拥有强大的内心和良好的心态，用嘴说毕竟是简单的，真正能帮到你的永远是你自己。

父母是孩子一路成长起来的坚实后盾。你对孩子的态度，为孩子作出的决定，都会影响孩子每一点一滴的改变。在孩子们的身上，我们也可以学到很多，坚韧、豁达、乐观、向上。与其说是我们带着孩子成长，不如说我们和孩子一起在成长！曾经有一句话是这么说的：上帝给你一个特殊的孩子，是因为你比别人都坚强，你比别人都优秀，所以才把这个艰巨的任务交给你来完成！

初夏的上海空气清新，我带着齐齐去拜访刘弘白博士在上海的住所。齐齐看到他们家的拉布拉多犬，还是有一些紧张。等到狗狗一离开，他就开始活跃起来，不停地和刘博士聊天，时不时还讲几句英文，逗得老先生合不拢嘴。老先生的结论是，孩子的性格非常好，很开朗！

我看到窗外洒满阳光，闻到了散发着的栀子花香……

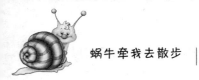
 本章提示和建议

家长们要从接受自己自闭症的孩子中走出来，全然接纳孩子，学会欣赏孩子，和孩子共同成长！

后　记

八月正是炎炎夏日，我很有幸去旁听了华东师范大学学前教育与特教教育学院杨广学教授的博士生课程，内容正好和自闭症相关。

杨教授向我提出了一个非常严峻的问题："你现在有一个误区，对于孩子的青春期，你有没有考虑过呢？"这让我心头一震！随着齐齐的慢慢成长，不仅是青春期，之后孩子的职业训练、就业，以及那些无法就业孩子的养护，等等，都是我近年来比较关心的问题。

自闭症真的是一个社会问题，不仅涉及医学、心理学、教育学，还包括基因研究、社会伦理、家庭关系、社会福利等。在自闭症发病率日渐增高的今天，各种问题也越来越明显。

自闭儿身处的外部环境对他们来说非常重要。虽然他们和别人不一样，但有一点，他们和我们一样是"人"：他们一样要有"人"的尊严，也需要和我们一样享受生活、享受受教育的权利，但就目前的情况来看，要实现这些似乎非常艰难。从最初对于自闭儿的早期筛查、康复训练开始，到之后的特殊教育、入园、入学，以及未来的职业培训、就业安置、生活养护等，我们都才刚刚起步，而发达国家已经在这条路上探索了多年，并且建立了全面的保障系统。

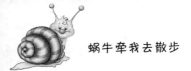

同时，国内社会大众对于自闭症的认识，仍然处于懵懂、一知半解，甚至是误解的状态。

所以，这条道路仍然很艰难，也很漫长……希望我的愚见能给开始在这条道路上摸索的家长以希望和帮助。

我只是一位母亲和一位特殊教育的实践者，虽然有着较为丰富的操作经验和心灵感悟，但是在理论方面仍然有所欠缺。如书中某些方面出现错误，敬请读者谅解，同时也欢迎各位专家老师批评指正。

在此，特别感谢刘弘白博士，他的教育理念给了我很大启发，对齐齐的成长非常有帮助。同时也要感谢我的同事孙湧老师，在我写作期间替我承担了大量的工作，以及我的家人在我工作和生活上给予的协助。

其实，我最想感谢的是我的孩子，可爱的齐齐，若没有他，我怎么会具备这样的智慧和力量与自闭症作战？

2012 年 10 月

图书在版编目(CIP)数据

蜗牛牵我去散步：自闭症专家妈妈的育儿经 / 陈婕
著 . — 上海：上海社会科学院出版社，2015
  ISBN 978 - 7 - 5520 - 1040 - 4

Ⅰ . ①蜗⋯　Ⅱ . ①陈⋯　Ⅲ . ①小儿疾病—缄默症—康
复　Ⅳ . ①R749.940.9

中国版本图书馆 CIP 数据核字(2015)第 256335 号

蜗牛牵我去散步：自闭症专家妈妈的育儿经

著　　者：陈　婕
责任编辑：杜颖颖
封面设计：仇银根　黄婧昉
出版发行：上海社会科学院出版社
　　　　　上海顺昌路 622 号　邮编 200025
　　　　　电话总机 021 - 63315947　销售热线 021 - 53063735
　　　　　http://www. sassp. cn　E-mail：sassp@sassp. cn
照　　排：南京理工出版信息技术有限公司
印　　刷：上海新文印刷厂有限公司
开　　本：890 毫米×1240 毫米　1/32
印　　张：6.25
插　　页：4
字　　数：130 千
版　　次：2016 年 1 月第 1 版　2023 年 9 月第 6 次印刷

ISBN 978 - 7 - 5520 - 1040 - 4/R • 027　　　　　　　定价：29.80 元

版权所有　翻印必究